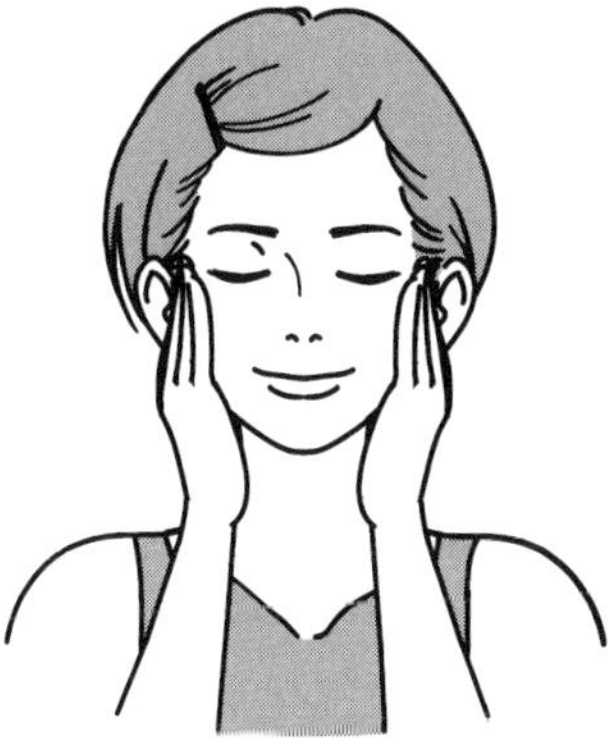

お肌は最強の「バリア」です！

美容皮膚科医が伝える、〈病気〉と〈老化〉を防ぐ肌を育てる方法

高瀬聡子
takase akiko

晶文社

装丁｜アルビレオ
イラスト｜津久井直美
構成｜下平貴子

はじめに

多くの人が、予想以上に長引いた「コロナ禍」において、これまでにない経験を重ねられたことで、ご自身や大切な人の健康について考え直し、よりすこやかに過ごしたいとお考えだと思われます。

また、他者とコミュニケーションをとる機会が改めて増えたことで、以前よりもっと好印象をもってもらいたい、そして運気をアップしたい！　そんな声も聞いています。

そこで本書では、みなさんがより元気に、きれいになるために、どのように考え、なにをしたらいいのか、参考となる情報をまとめたいと考えています。

皮膚科と美容皮膚科を専門とする医師の私が、いま、そのような本を書こうと思ったのは、**皮膚は全身の「鏡」といえる臓器で、肌に現れたトラブルを解消し**

らです。

て、肌を整えることは、全身と、心のコンディションを整えることにつながるか

私は慈恵会医科大学付属病院の皮膚科に勤務した後、2007年に「ウォブクリニック中目黒」という美容皮膚科クリニックを開院し、肌の診療を続けてきました。

近ごろ患者さんと接する中で、先に述べたような「ポジティブな変化」を望む人が多いと感じていて、私は肌の専門家として、そのような気持ちを応援したくなりました。

私の患者さんと同じように、ようやく再開した日常生活の中、もっと元気に、きれいになりたいと思っている多くの人にも、書籍というカタチならノウハウをお伝えできます！

なにより肌ケアの良いところは、自分の目で成果を確かめながら、ケアをしていくことができることです。

皮膚という臓器は最大の「外臓」です。内臓のように見えない部分のセルフケアは変化がわかりにくく、やる気を保つことが難しいですね。

けれども肌は素直で、ケアすれば比較的、素早く変化を見せてくれ、達成感が得られるものです。このうれしさは前向きに健康づくりを続けていくためにも大切なこと。楽しくなると、セルフケアが生活に定着し、より意欲が増すでしょう。

実は同時に、内臓のように見えない部分の不調も肌に出て、場合によっては病気の「きざし」に気づかせてくれることも多いのです。

その段階でスキンケアと生活の見直しをすると、肌トラブルが改善すると同時に、無意識のうちに無理を強いていた内臓などをいたわることができます。肌ケアは病気の予防に通じるのです。

そのような「うれしい連鎖」を起こすにはいくらか知識が必要です。そして、的を射た「ケア法」も知っておくと、寄り道がありません。

そこで私はこの本で、セルフケアで全身のコンディションを整えていただけるように、必要な情報をまとめてお伝えします。

同時に、より良い成果を早く出すために、皮膚科や美容皮膚科など、医療がどのようなサポートをできるかもお教えしましょう。

これらを活用して「ポジティブな変化」をたくさん起こしてください！

「アフターコロナ」と呼ばれる時代に、人類・社会・環境はさまざまな点でアップデートされると思います。私たちにとって良い変化が、これまでにない速さで訪れる。私はその変化に適合できるであろう人類の知性を信じて、希望をもっています。

すべての人にとって本当に大変な数年間でした。もちろん、まだ完全には終結していません。この間のいろいろな経験の中で、つらい出来事を体験なさった人もいて、傷が癒えるには時間がかかることもあるでしょう。

ただ、それでも私たちは必ず心地よい生活を取り戻し、より良い未来を創造していくと信じたい。実際には、すでに良い変化は起き始めていると感じています。

本書の情報を、ぜひご自分の「アップデート」にお役立ていただきたいと願います！

では早速、肌のメカニズムや全身の健康との関わりなどから、具体的にご紹介していきましょう。

高瀬 聡子

CONTENTS

第3章 よくある肌トラブル別 リセットHOW TO

第 1 章

みんな知っておきたい、「肌荒れ要注意」そのワケは？

なぜいま「肌のケア」を見直すのか？

●肌のバリア機能は〝生命〟を左右する

みなさんの体の外側を包んでいるのが皮膚で、臓器としてはちょっと特別な存在です。

ほかのほとんどの大切な臓器はなにかに守られています。脳は頭蓋骨に守られ、心臓や肺は肋骨に守られていますね。しかし皮膚は守られていません。臓器の中では眼球と皮膚だけ特別で、むき出しです。そして皮膚は目で見て、直に触れることができます。

目が「光をさえぎらないため」という理由でむき出しであるように、皮膚にもむき出しの理由があります。

第1章

みんな知っておきたい、「肌荒れ要注意」そのワケは？

最大の理由は、**皮膚こそが体の外の世界の有害な物質や、紫外線、さまざまな刺激から体を守り、体の内側から必要な水分が蒸発するのを防ぐバリアとしての役割をもっている**ということです。

つまり皮膚は、私という〝城〟を守る城壁なのです。

表面にはたくさんの常在菌が存在します。まるで城壁に配置された兵士ですね。

ほかにも兵士はいます。たとえば、表皮の大半を占める角化細胞・ケラチノサイトは、肌のバリア機能の中心的な存在で、さらに抗菌ペプチドという、いわば殺菌剤をつくる力をもっています。

また、ケラチノサイトの間に点在するランゲルハンス細胞は有害物質が侵入すると即座に攻撃メカニズムを動かす免疫反応の一端を担っています。

そして表皮を覆う皮脂膜も乾燥や雑菌の繁殖を防ぎます。

絶妙な配置で多彩な兵士が存在し、それぞれの役割を果たして、バリア機能を保っているわけです。

ところが、何らかの理由で兵の布陣が崩れるとバリア機能が低下します。バリア機能を低下させる要因はいくつもあります。皮膚は十分な防衛装備をもっているのですが、現代ではかなり過酷な環境下で、体を守ってくれているため、間に合わないことがあるのです。

私たちは新型コロナウイルス感染症（COVID-19）の感染拡大時、バリア機能を突破するウイルスの怖さを実感したばかりですね。

かつて、日本では重篤な呼吸器症候群を起こすSARS、MERSの感染拡大を回避していた経験があり、医療界にも「感染症は封じ込めることが可能な時代になった」という認識がありました。

しかしコロナの感染拡大が起き、人類全体が「目に見えないウイルスが生命をおびやかす」という現実を意識して日々を過ごすこととなってしまいました。

コロナ禍において、これまで人類がずっとウイルスと闘いを続けてきた史実を改めて確認した人も多かったのではないでしょうか。

これからも生命をおびやかす未知のウイルスとの闘いは続きます。

そこで、アフターコロナ時代をすこやかに生きていくために、今こそが肌の「バリア機能」などを司る〝城壁〟としての役割を見直すタイミングです！

第 1 章

みんな知っておきたい、
「肌荒れ要注意」そのワケは？

皮膚の断面イメージ

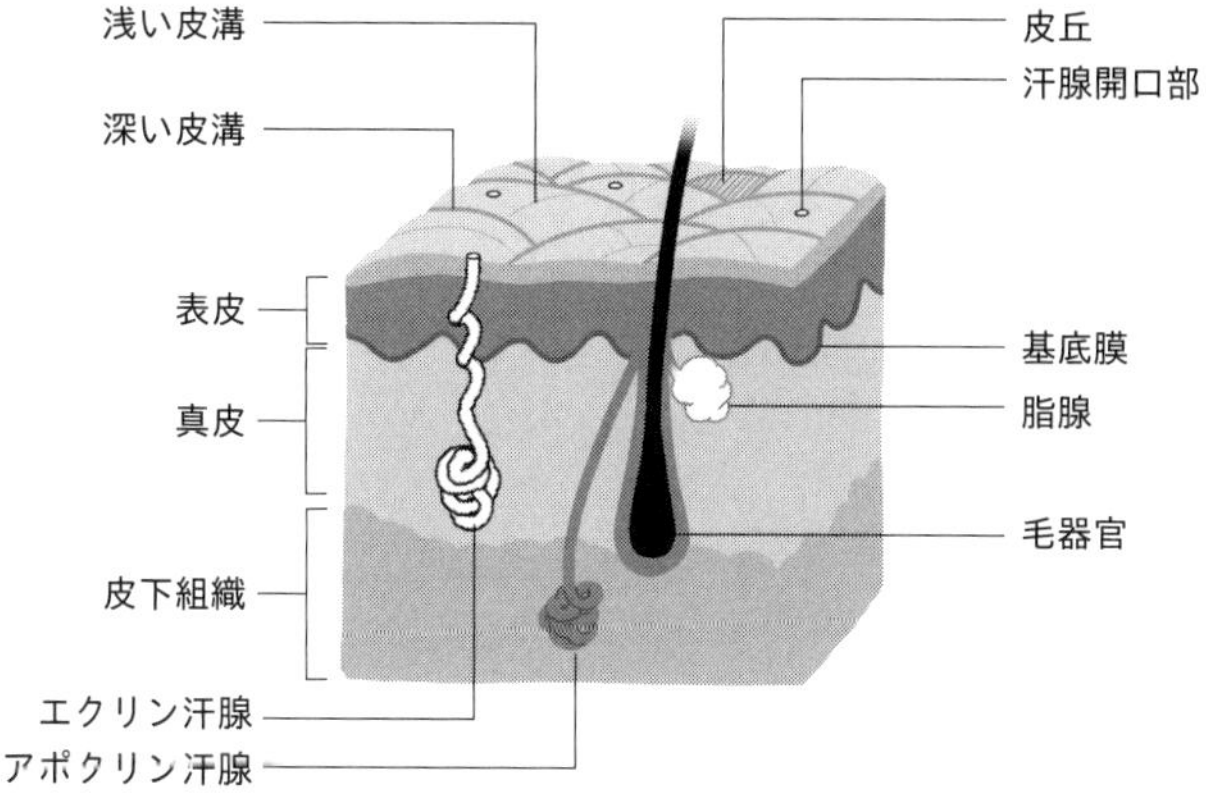

＊真皮や皮下組織には血管、リンパ管、神経などが通っています。
このイラストでは汗腺などが見えにくくなるので省いています。

表皮の断面イメージ

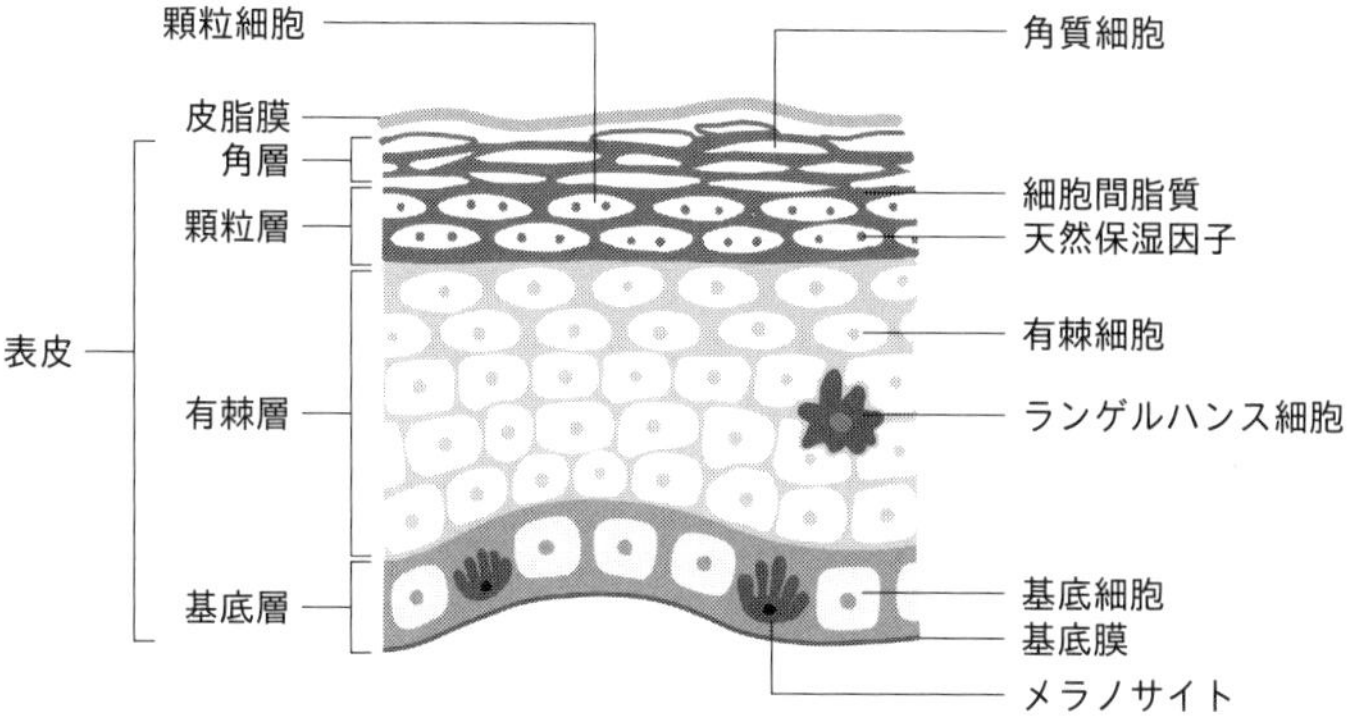

ぜひ正しい知識をもち、城の守りを固めましょう。

いま、肌のセルフケアは美容だけでなく健康やQOL（生活の質）の向上を目的に見直されているのです。肌が整って、悪いことはなにもありません。バリア機能を高めるのも、難しくはありません。

ぜひ肌をきっかけに、いまの自分、全身に興味をもち、コンディションを上げていただきたいと思います。

●人体最大の臓器、皮膚は体重の約16パーセント！

皮膚にはバリア機能のほか、新陳代謝や排泄による体内浄化と解毒、体温調節、センサー機能といった役割もあります。

必ずしも脳の指令を必要とせず、自らの機能をはたらかせることができる特長から「第三の脳」とも呼ばれます（同様に、考える臓器として消化管が「第二の脳」と呼ばれます）。

第1章

みんな知っておきたい、「肌荒れ要注意」そのワケは？

体の最前面で外敵から私たちを守りながら、生命をすこやかに維持するための営みである「恒常性を保つ」役割も黙々と担っているのです。

そのため、**皮膚のトラブルは、体の内面に影響を及ぼすことがあり、一方で皮膚トラブルが内面で起き始めた異常のサインであることもあります。**

「はじめに」で皮膚は全身の鏡といえる臓器とお伝えしたのは、そのような意味です。

「皮膚」には肌のほか、粘膜や毛髪、爪、汗腺が含まれます。

成人の体全体の皮膚を合わせると、表面積は畳1枚分にもなります。皮下組織を除くと重さは平均で体重の6パーセント、皮下組織も含めると16パーセントを占めるとされています。体重が48キロの場合、表皮と真皮で約3キロ！　かなりのボリュームです。

ボリュームの点からも、肌をすこやかに保つ意味は大きいとわかっていただけるのではないでしょうか。

体の鏡であり、約6パーセントに当たる組織に、直に触れて、成果を見ながらセルフケアができるのです。健康づくりのはじめに「肌のケア」を習慣にすることは、ある意味でとても合理的だと思いませんか？

●現代生活の中で起こりやすい肌のバリア機能の低下

一方で、皮膚の側の理由により、セルフケアの必要性が高まっている面もあります。

日常生活の中には肌の老化（機能低下・衰え）を加速させる要素がいくつもあり、現在その負担が増加しているのです。

寿命は直近わずか１００年の間に倍に伸び、「人生１００年時代」になっています。人生50年～80年時代と比べたら、20～50年、「からだ」を長持ちさせなければなりません。以前とは違う、アップデートしたセルフケアが必要になるわけですね。

肌の老化を加速させる要素として、代表的なものは紫外線を浴びると大量発生する活性酸素による**酸化ストレス**。余分な糖が終末糖化産物（AGEs）になって生じる**糖化ストレス**。酸化や糖化と関係して増える体の**深部の慢性炎症**といったこと（詳細73ページ）。

そもそも過度な肉体的・精神的疲労、食生活の乱れ、血行不良、腸内環境の悪化、ホルモンバランスの悪化、過剰なハウスダストなどもストレスで、老化を加速させる要素です。

これらは生活習慣病などの原因としても知られる要素と重なりますね。肌の老化の原因にもなり、その最たる問題が**バリア機能の低下**とお考えください。

バリア機能の低下とは、さまざまな有害物質に対して肌が無防備になること！むき出しの上に、無防備だなんて、危険この上ない状態です。

そして肌のバリア機能の低下は、近代化の中で増えた特徴的な病気とも関係しています。

最近というわけではないのですが、近代、本来なら体を守るためにはたらく免疫反応が過剰に起きてしまうことにより、炎症性の病気やアレルギー疾患、自己免疫疾患と呼ばれる病気が増えています。

これらの病気では、中心となる症状として皮膚症状が出たり、二次的に皮膚の症状を伴ったりすることが多いです。

何らかの原因で皮膚のバリア機能が低下していたか、破綻していたか、そのようなときに皮膚症状が出やすく、皮膚症状をきっかけにバリア機能が破綻することもあります。

さまざまな病気の原因そのものは、必ずしも肌のバリア機能低下によるものに限りません。

しかし、先に述べたバリア機能を下げる「要素」は、炎症性の病気やアレルギー疾患、自己免疫疾患の原因と重なりますから、こうした**病気と肌の老化は負の連鎖の関係にある**といえます。

このような病気に対しては、まず正しい知識をもつことがなにより大事です。次の項では、とくに皮膚症状で悩んでいる人が多く、私のクリニックを受診する人も多い病気を取り上げ、解説していきます。

第1章

みんな知っておきたい、「肌荒れ要注意」そのワケは？

これから健康、美しさにおいてよりポジティブな変化を起こすために、ご紹介する予備知識が役立ちます。まず、いまの自分の健康状態に問題がないか、確かめた上で、より良い変化をめざすのです。万が一、問題がある可能性があれば、自覚症状のない現時点での早めの対処で、ネガティブな要素をつぶしてしまいましょう。

なお、病気の治療の一環で行う肌のケアは、基本的には適切な医療のサポートを得ながら、主治医にアドバイスをもらい、ていねいに、過不足なく行なってください。

皮膚症状とも関係あり！近代、多くの人を悩ませる病気

●自分では判断しづらい肌トラブルも多い

肌のトラブルには、さまざまな理由で原因に気づきづらいものもあります。皮膚症状の背景に思いもよらぬ病気が隠れている場合、とくに自分で判断するのは難しいかもしれません。みなさんに知られている病気であっても、近ごろ、従来とは違う症状が出ているということもあるからです。

知識をアップデートしなければ、病気に気づけませんし、対処もできません。何科を受診したらいいかわからなかったり、症状が落ち着いた後、より良い状態に整えるためになにをしたらいいかわからなかったりする場合もあるでしょう。

そこで、私が臨床の場で「このところ多い」と感じている皮膚症状のある病気を取り上げて、トピックを交えて紹介します。どれも肌の大事な役割「バリア機能」の低下と関係が深い病気です。

こうした病気は、「肌の悩み」を抱えてクリニックにいらしたけれど、診察や検査の結果、肌トラブルの背景に病気があったと判明し、患者さんが驚くこともよくあります。

そのようなケースでは、肌トラブルだけを治そうとしても根本治療にはなりません。

原因の病気を治療し、さらに、そもそも病気をまねいた生活習慣を見直し、適切なスキンケアを行なって肌トラブルも治し、老化を防いでいく。そうしなければ皮膚症状の再発を防げず、患者さんのＱＯＬも戻らない可能性が高いです。

治療と生活の見直しとスキンケア。そのように聞くと、ちょっと大変に感じるかもしれませんが、なるべく早くとりかかることが大切です。

現代の多くの病気の原因には共通点が多いのです。もっと治療が大変な病気になってしまう前に、見つかった病気の治療や生活の見直しなどをして、根本的に元気になりましょう。伴走者として適切な医療を選んで、主体的に、より元気に、きれいになってください！

●花粉症と花粉皮膚炎

春ならスギやヒノキ（北海道ではシラカンバ）、夏や秋にはブタクサ、ヨモギ、カナムグラなどの花粉が飛散し、鼻や目に症状が出る「**花粉症**」はみなさんもよくご存じかと思われます。花粉が飛散する時期には、くしゃみ、鼻水、鼻づまり、目のかゆみなどの症状が出て、意欲や集中力にまで影響すると嘆く人も多いですね。

たしかに大きなストレスになる病気です。

この花粉症は先に述べたとおり鼻や目などの「粘膜」に症状が出ることが主で

す。しかし近ごろ、花粉が皮膚についたことで起こる皮膚炎、「**花粉皮膚炎**」が増えていると感じています。

花粉症の人が花粉皮膚炎になることもありますが、花粉症ではない人も、この皮膚炎を起こすことがあるのもひとつの特徴です。

そして、とてもまぎらわしいですが、**花粉皮膚炎は花粉症のアレルギー症状がひどくなって起きる皮膚症状とは発症のメカニズムが少し違う**と考えられています。

●花粉症は即時型アレルギー反応

花粉症では、鼻や目に花粉が入り込み、粘膜につくと、有害物質を排除しようとする免疫反応のはたらきでアレルギー症状が出ます。

もう少し詳しく述べましょう。

花粉が粘膜につくと、免疫を司るボス的細胞・マクロファージなどの抗原提示細胞が「抗原（有害物質）の侵入」と察知して、リンパ球のうちのT細胞に知らせ、活性化させます。T細胞は、同じリンパ球のB細胞にアレルギーを起こすIgE抗体を分泌するように指令を出します。

つくられたIgE抗体は粘膜などのマスト細胞とくっつきます。「感作《かんさ》」と呼ばれる状態です。これだけではアレルギー症状は出ません。

再び抗原が粘膜についたとき、待ち構えていたマスト細胞のIgE抗体と反応すると、マスト細胞からヒスタミンなどが大量放出されます。このヒスタミンという化学物質はただちに炎症を起こして、有害物質を追い出そうとする係です。

つまりこの**炎症は体を守る迅速なはたらきのひとつ**なのです。くしゃみも鼻水も花粉という有害物質を排除するために出ているもの。「即時型アレルギー反応」と呼ばれます。

しかし、その反応が繰り返され、アレルギー症状が過剰になってしまうと、皮膚症状を伴ったり、のどの痛み、下痢など全身症状を起こしたりすることもあります。

ここでの皮膚症状とは、鼻の周囲の肌荒れ、アトピー性皮膚炎ほどではない軽い湿疹などが多く、「むずがゆさが続く」と訴える人もいます。

●花粉症とは異なる、花粉皮膚炎とは？

一方、花粉皮膚炎は、花粉の時期に、花粉が触れやすい露出部の皮膚だけに起こる炎症です。とくに粒子が小さいスギ花粉が飛散する時期に「**スギ花粉皮膚炎**」が起こることが多いようです。

顔や首など、花粉が触れた皮膚に赤みの強い腫れ、浮腫性の「紅斑《こうはん》」が出ます。この肌の上の炎症も免疫反応のはたらきからくるアレルギー性のもの。ただし、炎症が起きるメカニズムは花粉症とは異なります。

花粉症は「即時型」と呼ばれるとおり、すぐにアレルギー症状が出ますが、花粉皮膚炎の紅斑は、花粉に接触した後、出るまでに時間がかかり、すぐには消えません。

たとえば顔の皮膚に花粉がかかったとしましょう。表皮に点在するランゲルハンス細胞がリンパ節に逃れ、「抗原《こうげん》（有害物質）がかかった！」とリンパ球のうちのT細胞に伝えます。「抗原提示」の状態です。

すると自ら抗原と反応できるT細胞が増えます。さらなる有害物質の曝露《ばくろ》に備えて、数を増やしておくのですね。これで感作の成立です。

そして再び花粉がかかると、T細胞が有害物質を排除しようと、サイトカインと呼ばれるたんぱく質を放出して炎症を起こすのです。

炎症が起きるまで1～2日を要するので、こちらは「**遅延型アレルギー反応**」で、接触皮膚炎の1種と考えられています。

接触皮膚炎というのは、原因物質に触れることで起こる紅斑や湿疹、水疱など。一般的に「なにかに触ってかぶれた」「食べてかぶれた」などと言われる皮膚の炎症も含まれます。

花粉皮膚炎のように免疫細胞のアレルギー反応を介する「**アレルギー性接触皮膚炎**」と、原因物質自体の刺激によって最初の曝露から炎症が起こる「**刺激性接触皮膚炎**」があります。

化粧品や食品、金属、洗剤、マスク、衣類、インク、楽器、接着剤、薬、植物等々、さまざまな原因で起きます。近年は毒性の低い物質に対して起こる接触皮膚炎が増加していて、原因は多様化しています。

皮膚科では炎症の場所と生活歴から原因を探しますが、どの接触皮膚炎も症状が重なるので、診断には専門的な検査が必要です。

化粧品やヘアケア用品などによる接触皮膚炎などのトラブルを予防するには、使ったことのない製品を選び、使う際には、添付されている説明書をよく読み、指示どおり利用することです。

メイク用品、スキンケア用品ともに、**肌に直接触れるものは開封後半年、それ以外は開封後1年以内に使い切るのが理想的です。無添加や防腐剤フリーの製品はパッケージの使用期限を守りましょう。**期限内でも変色や臭いに気づいたら使用しないでください。

毛染め用品などパッチテストが推奨されている製品については行ってから利用しましょう。とくにパッチテストに言及されていない製品では、必要ありません。

なお、コロナ禍では「マスク」や「ゴム手袋」によるトラブルが増加しました。
たとえばマスクは肌を覆い、保護するように感じるかもしれませんが、実際には素材によるかぶれ、蒸れによるバリア機能低下・悪玉菌の繁殖、表情筋の運動不足によるたるみといったデメリットもあるのです。

●原因を調べ、根本的に治していこう

花粉症と花粉皮膚炎。いずれも花粉に対するアレルギーから症状が出るわけですが、なりたちと症状、症状が出る時間に違いがあるとご理解いただけたでしょうか。

病気の背景に肌のバリア機能低下や過剰なストレス・疲労、免疫力の低下などがあると、花粉症と花粉皮膚炎が合併したり、ほかの接触皮膚炎、炎症を起こす病気などが合併したりして、複合的に症状を起こしていることもあります。

ですから、原因に思い当たっても、自己診断はＮＧ。市販薬などで様子を見て

いるうちに悪化させてしまうこともあります。

皮膚の症状が中心なら皮膚科、目の症状が中心なら眼科など、まずはもっとも症状が重いと感じる部位の診療科を受診して、原因に適した治療を受けてください。

できるだけ原因を遠ざけながら、炎症を鎮静化させる治療をして、QOL低下を防ぎましょう。

病気のなりたちが解明されるとともに、治療法が進化し、選択肢も増えています。最新の医療をサポーターとして、主体的に利用しましょう。

皮膚症状の場合は適切なタイミングで、次章で紹介する**スキンケアも行なって、肌本来の機能を復活させる**ことが再発予防のために欠かせません。病気の治療と併行するスキンケアに関しては、皮膚科や美容皮膚科で指導を受けて行ってください。

私は、これまで花粉皮膚炎の患者さんを診察する中で、「花粉皮膚炎は免疫反応のアップデートのひとつの姿かもしれない」と考えるようになりました。

体の深い部分でアレルギー性の炎症が繰り返されることは、生命の危機につながります。

考える臓器である皮膚の免疫は、肌表面より深い部分で花粉に対するアレルギー性の炎症を起こしすぎないよう、最前線の肌の上に炎症を起こして見せているのではないでしょうか。

それによって肌のバリア機能の低下や、その原因となった過度なストレス、疲労などに気づかせようとアラートを出しているのかもしれないと思うのです。

それだけ**花粉皮膚炎などの患者さんには「十分な休養」が必要な人が多い**と感じています。つまり、花粉症や花粉皮膚炎だけでなく、その他の接触皮膚炎においても、過度なストレスや疲労を改善することが根本療法になります。

スキンケアの行為自体が、心身の休養にも役立つので、皮膚症状がない場合も、治った後も、ぜひスキンケアを生活に定着させてください（参考72ページ）。

●花粉症とアトピー性皮膚炎に共通すること

アトピー性皮膚炎も広く知られる皮膚の病気です。アレルギー疾患になりやすい体質（アトピー素因）をもっていることや、肌のバリア機能の低下を背景に、顔や首、肘の内側、膝の裏などに乾燥、強いかゆみを伴う湿疹が出ます。

アレルギー性とは限らず、肌への刺激をきっかけに非アレルギー性で起こることもあって、慢性化や、繰り返し再発する場合も多いことも特徴です。

乳幼児の発症が多い病気ですが、大人になってから生活習慣や環境要因でしばらくぶりに再発、またはそのときはじめて発症することもないわけではありません。

アトピー素因のひとつとして花粉症（自分または家族に症状が出ている）もあげられるので、花粉症とアトピー性皮膚炎の合併も大変多くみられます。また、肌のバリア機能の低下も関わりますから、先に紹介した接触皮膚炎などとも重なることがあります。

治療やセルフケアに関することも、同様の対応が必要だとお考えください。

先の記述に付け加えて、花粉症とアトピー性皮膚炎についてはイギリスで、栄養療法（食事療法）が効果を上げていることを、ぜひお知らせしたいと思います。

私は2018〜2019年にかけてイギリスに留学し、医師で英国生態環境医学会の会長であり、デトックス治療や栄養療法の世界的権威の1人であるダミアン・ダウニング博士に師事して診療を学びました。

その折、花粉症とアトピー性皮膚炎の患者さんが**グルテンフリー食**に切り替えた結果、症状が軽減するケースが多いことを知りました。

グルテンフリー食とは、原料に小麦を含む食品をとらない食生活のことです。小麦に含まれるたんぱく質・グルテンはそもそもとても消化しにくい性質があり、消化器に負担がかかることがわかっています。

イギリスなど欧米では、栄養と病気の関係が注目され、盛んに研究されているのです。国をあげて、安全な食物の供給に取り組んでいて、栄養療法も病気の治療上、重要視されています。

また、イギリスでの生活では、市民の「**健康で長生きするために、食べるもの**

を選ぶ」という意識が高いことも感じました。日本とは食品の安全基準が異なり、より厳格です。

周囲の人に尋ねると、安全で、新鮮な食材を選び、長期保存などを目的に添加物や化学物質が使用された、大量生産の加工品は避ける等々、徹底している人が少なくありませんでした。

日本では「なにを、どのように食べるか」は流行に左右されていることも多いのではないでしょうか。いつもなにかしらブームが起きていて、移ろいます。

食べ物と食べ方に問題があると自覚して、自分に適した方法を探している人が多いのかもしれません。そうであるなら、それは健康づくりを考えるうえで理にかなった視点です。しかし、ただブームに流されているだけなら、体には負担になることもあります。

2000年代になって炎症性の病気やアレルギー疾患、自己免疫疾患と呼ばれる病気になる人が確実に増えていると感じます。その背景に、過度な疲労や環境悪化とともに、私たちの食生活の変化が大きく影響していると思います。

それらの病気の治療の手段として、「食事や栄養の見直し」を行う栄養療法があることを覚えておきましょう。

次項、「成人のフードアレルギー」などに関する記述も参考にしてください。

なお、そもそもグルテンフリー食は「**セリアック病**」の治療法として用いられてきた栄養療法です。

セリアック病とは、小麦に含まれるグルテンへの免疫反応をきっかけに起こる自己免疫疾患です。グルテンを含む食事をとると、消化管に炎症が起き、腹痛や下痢、ガスの膨満といった症状が出るほか、がんのリスクを高めてしまうとされています。

従来、米を主食とする日本では、セリアック病はほとんど話題になることがありませんでした。

しかし近年、フードアレルギーの治療やダイエットのために「グルテンフリー食」や「糖質オフ」が先に知られるところとなって、いくらか認知度が高まっています。とはいえ、日本はセリアック病の有病率（病気の人の割合）がアジア圏でもとくに低く、現状とくに増えてはいません。

●増えている「成人」のフードアレルギー

皮膚の悩みで受診する人の背景に、隠れていることが増えていて、最近、私がとくに注意しているのが成人のフード（食物）アレルギーです。

フードアレルギーというと、子どもの病気と思う人が多いかもしれません。〝成人の〟と冠していて驚かれる人もいらっしゃるでしょうか。しかし近年、患者さんの数が増えていて、医療の現場ではもはや「珍しい病気」とは言えないと考えられています。

症状も子どものフードアレルギーと必ずしも同じではなく、多様です。

大人になって新たに、特定の食物等が原因でかゆみやじんましんなどの皮膚症状が出るケースが圧倒的に多いですが、生命の危険があるアナフィラキシーや、呼吸器・消化器・循環器の症状も起こることがあります。

こうした即時型のアレルギー症状が主ですが、ほかにも原因の食物等を食べた数時間以内に運動をしたなど二次的な要因で起こる「**食物依存性運動誘発アナフィラキシー**」や、口腔内に症状が限られる「**口腔アレルギー症候群**」といった特殊型もあります。

そして、食べなくても、触れたり、吸ったりしてアレルギーを発症する場合も少なくないことがわかっています。

花粉症とも、鼻・目・気管支の粘膜・皮膚など他のアレルギー疾患とも関係があること、肌のバリア機能低下なども関係することなどもわかってきていますが、まだ不明な点も多い病気です。

先に「食物等」と書いたとおり、食物アレルギーでありながら、食物以外のものが合併して食物アレルギーを起こすこともあり、本当に複雑です。

病気の可能性があるときは、原因を調べる検査をして、なにを（複数の場合も）どれくらい食べて（接触して）いいのか、はっきりさせなければなりません。

成人のフードアレルギーと、アレルギー性の皮膚トラブルの治療には、抗原である食物を特定し、食べるのをやめる以外にも、いくつか気をつけなければならないことがあるからです。

たとえば、グルテンフリーを行う場合、化粧品や医薬部外品の原料に小麦を加水分解した成分を含む製品の使用も中止しなければなりません。

現代生活からグルテンを徹底して除去することは本当に大変です。

また、「交差《こうさ》反応」といって、抗原と構造が似たたんぱく質をもった別の食品等も抗原となってアレルギー症状を引き起こすこともありますから、遠ざける必要があります。

さらに成人のフードアレルギーと症状が似ていて、非アレルギー性の食物過敏反応（主に、乳糖、小麦のたんぱく質〈グルテン〉ただし非セリアック病、食品に含まれる化学物質――などに対する反応）もあるとのことで、診断や治療には専門的な知識と豊富な診療経験が必要になる、とご理解ください。

詳細説明は受診先の主治医に譲るとして、単純に抗原となる食品を「食べなければいい」だけではないことを覚えておき、病気の不安があるときは早めに専門的な医療にアクセスしましょう。

●「遅延型フードアレルギー」とは？

医学界には、通常の即時型フードアレルギーとは異なるものとして、**「遅延型フードアレルギー」**も存在するという考え方もあります。

特定の食べ物を食べた後、数時間から数日後に多彩な症状が出るとするものです。

多彩な症状とは肌トラブルのほか、腹痛や下痢、便秘などの消化器症状、抑うつや不安などの精神症状、意欲・集中力の減退などとされます。

通常の即時型フードアレルギーは「IgE抗体」の免疫反応が関係して起こります。

なので、診断の際は、疑わしい食物等の特異的IgE抗体があるかを調べます。

一方、遅延型フードアレルギーは「IgG抗体」の増加で判断されています。

しかし、IgG抗体は本来フードアレルギーを起こす抗体ではなく、フードアレルギーのない健康な人にも存在する抗体です。そういったことから欧米や日本のアレルギー関係学会などはＩｇＧ抗体の増加をフードアレルギーの診断基準とすることには科学的根拠がないと否定しています。

そして特定の食べ物を食べたとき、ＩｇＧ抗体が増えた場合、その免疫反応はアレルギーではなく、むしろ適応や耐性を得ようとする健常なはたらきだとして、「遅延型フードアレルギー」という概念を認めていません。

現状、遅延型フードアレルギーは病気と認められておらず、検査や治療は保険診療できず、自費で受けることになります。

ではそのように医学界で見解が分かれる遅延型フードアレルギーをなぜここで取り上げたのか。

臨床の経験上、肌のトラブルで受診する患者さんに食生活やその他の不調について詳しくうかがうと、特定の食べ物と不調の関係性が考えられ、即時型・特殊型のフードアレルギーなどとは異なり、遅延型フードアレルギーの概念に当てはまる人がいるからです。

その場合、遅延型フードアレルギーと判断するには、「ＩｇＧ抗体」の検査のほか、皮膚テストや食物摂取テストなども併用し、総合的に肌トラブルや不調の原因である可能性を考えます。

患者さんは真剣に、自身の不調の原因と治療法を探していますから、改善の可能性があることは試したいと考える人も多く、そのような人は自費での検査や治療に前向きです。

そして実際に、特定の食品を食べるのをやめて肌トラブルなどの不調が改善する人もいます。

遅延型フードアレルギーの概念には、腸内環境の悪化や**腸管壁のバリア機能の低下**（リーキーガット症候群）との関連が示されているので、肌トラブルなどの不調が改善した人の中には、消化器の不調が改善したことで、二次的に肌トラブルが軽減したと見られる人も含まれます。

一方、特定の食品を食べるのをやめても、肌トラブルなどの症状に変化が見られないことがあるのも事実で、私は患者さんへの説明や検査、治療は慎重に進めるようにしています。

なお、遅延型フードアレルギーを積極的に診療している医師には、遅延型フードアレルギーそのものの診療のためというより、「腸内環境悪化」や「リーキーガット症候群」の診療のために遅延型フードアレルギーの有無を確認している人が多くいます。

腸管壁のバリア機能の低下（リーキーガット症候群）とは、本来は腸（Gut）の壁を透過しない未消化物や老廃物、微生物成分などが漏れ出す（Leak）状態です。

漏れ出したものが血流に混ざって全身のさまざまな部位に運ばれると、炎症を引き起こす原因になり、自己免疫疾患やアレルギー、感染症など多くの病気の発症や悪化に関係する、とする概念です。

このリーキーガット症候群もまだ医学界では科学的根拠が乏しいと否定する見解もあり、自費診療となります。しかし、内科学会その他で活発に議論されていることも事実です。

私は、標準的な医療だけでは改善しない症状で悩んでいる患者さんに対して、検討する価値のある概念だと思っています。

そして、肌トラブルをはじめとするさまざまな不調と「腸内環境悪化」や「リーキーガット症候群」の概念、そしてイギリスで学んだ栄養療法を考え合わせて、患者さんを診療しています。

●あらゆるアレルギー疾患は「食生活」「腸内環境」と大いに関わっている

成人でフードアレルギーの可能性があるとき、最も適した受診先はフードアレルギーの専門外来ですが、肌トラブルから不調に気づく人は本当に多いです。

肌トラブルが頻発したり、セルフケアで改善しなかったり、ほかの不調も伴う場合には、アレルギー疾患の可能性を考える視点をもっていただきたいと思います。

また、私はイギリスで学んだ栄養療法をクリニックでの治療に役立てるため、研究を続けていて、その視点からも成人のフードアレルギーに関心をもってきました。

クリニックで、同じような症状の患者さんに対して、同じ治療を行っても、効果は人それぞれ、違いがあります。それは肌の遺伝的要素、環境因子なども関係しているでしょう。しかし、**栄養療法の視点で見ると、体の中の状態、つまり栄養状態や腸内環境が治療効果に影響している可能性は大きい**のです。

患者さんと話していてよく思うのは「食生活には個々のクセがある」ということ、そのクセが栄養バランスを崩し、腸内環境に影響していると思います。具体的にクセとはどのようなものを示しているのかは、第4章で述べます。

栄養状態や腸内環境の検討に、特定の食物に対するアレルギーの有無や、その治療での食べ方改善の結果等を含めて考え、より深く成人のフードアレルギーを理解していきたいと思っています。

実際に、患者さんを診察していて、肌は「栄養状態や腸内環境をよく反映して変化する」と確認する機会は多いのです。

内臓は直接、見ることができません。しかし、栄養状態や腸内環境の状態によって肌に起こる変化は目に見えて、劇的です。

そのため肌は全身の健康のバロメーターと言えるわけで、私は、患者さんが気づいていない「アレルギー反応と食事・腸内環境等と肌トラブルの関係」を見逃さないようにしたいのです。

先に、花粉症やアレルギー性皮膚炎について「過度なストレスや疲労を改善することが根本療法」と書きました。さらに内面から輝く健康や美を追求する「インナービューティー」発想からすると「食べ物と食べ方、腸内環境を改善すること」、つまり**栄養療法も根本療法のひとつ**として考えてみるべき重要事項、と思っています。

実際にクリニックにおいて少し試してみたことがあります。希望するスタッフ12名の血液検査（一般的な検査と、成人アレルギーの可能性を診る検査）を行い、小麦アレルギーの可能性があった人に、8週間、グルテンフリー食に切り替えてもらいました。

「可能性があった人」とは、小麦アレルギーの症状は出ていないものの、菓子パンや惣菜パンなどで小麦をよく食べる食生活をしていて、ニキビなど、軽い肌トラブルがよくあり、遅延型フードアレルギーをみる血液検査で「グルテンアレルギー」の可能性が出ていた人です。

グルテンフリー食に切り替えてもらっている間、皮膚の状態や体調の経過観察を行う調査を行い、結果を栄養療法に関係する学会で発表しました。

完全なグルテンフリー食を検査の目的で継続するのは困難で、またあくまで短期間の調査ですから、食生活の変更と皮膚の状態に科学的な相関性は見出せませんでした。

しかし被験者アンケートでは、自覚症状として「ニキビ」や「むくみ」の軽減は確認できたので、調査を継続して変化を見ています。

欧米に比べ、医療としての栄養療法はやや遅れ気味の日本ですが、時代の要求に応えるかたちで、今後は広がっていくとも思います。

栄養と健康。多くの人が、この根本的なテーマを学ばないまま、自分流の食生活を続けています。しかし、少し知識をもてば、食の楽しみを継続しつつ、すこやかでいられることでしょう。

インナービューティーをめざす栄養療法は、いわば原点回帰のような概念であり、ケア法です。体の細胞も、免疫も、食べた物で養われますから、義務教育のコンテンツになってもいいくらい、大事なことです。病気になってから、栄養の大切さに気づく人が多いですが、本当は病気になる前に知っておきたいもの。

医学教育においても、このテーマでの学びが薄いのは問題です。現代医学は「病気の治療（対症療法）」で進化し、「健康」「老化」「根本原因の解消」ではまだ弱い。もう一歩進めるために、いま過渡期にあると感じています。

●お日様の光で誰にでも起こる肌トラブル

太陽光（紫外線）が肌の老化を加速させることは「**光老化**」などと呼ばれ、よく知られるところとなりました。

この光老化、医学的には紫外線による日焼けとシミ、シワなどのほか、皮膚がんを含め、誰にでも起こり得る太陽光に対する「生理的な反応」とされます。

そして光老化と同様に、「生理的な反応」のひとつに**光毒性皮膚炎**という病気もあります。

この病気は食べ物や薬剤から摂取した光を吸収する分子（クロモフォア）が紫外線によって皮膚障害を起こす有害な物質になってしまい、炎症を起こします。原因になるクロモフォアとしてはセリ科やミカン科の植物に多いソラレンが知られます。症状は日焼けによく似ていて、ほとんど見分けがつきません。

皮膚がんも「生理的な反応」の範ちゅうとは、少し驚かれたでしょうか？

皮膚がんは長年にわたり紫外線を浴び続けて起こる光老化が発症因子。誰でもなる可能性があるがん、という概念なのです。

光老化によって、皮膚の免疫力が弱り、皮膚に発生したがん細胞の増殖を抑えられないことも悪化の原因になることがわかっています。

これら「生理的な反応」はすべて、なるべく紫外線を浴びないように気をつけることが予防になります。

紫外線は細胞のＤＮＡに傷をつけます。人の体にはその傷を修復する能力が備わっていますが、はたらきは加齢とともに弱くなり、一方で国内において紫外線は強まっているので、修復機能が追いつかないリスクがあります。

紫外線ブロックと言うと、ビタミンD不足にならないか心配する声もあるかもしれません。たしかに、紫外線を浴びることは、皮膚の表面でビタミンDが生成されるのを助けます。そして、2019～2020年に行われた東京慈恵会医科大学による大規模調査で、日本人の98パーセントが、ビタミンD不足であることも明らかになっていて、健康への影響が案じられています。

ビタミンD不足は、骨粗鬆症のほか感染症、心血管疾患、神経筋疾患、自己免疫疾患といった病気の発症などに関連するとされ、新型コロナウイルス感染症の重症化因子としても注目されました。

そして抑うつ症状の予防・改善に大切なビタミンと考えられ、イギリスなど冬場の日照時間が短い国々では季節性のうつ病を防ぐため、シーズンにはビタミンDのサプリメントを利用する人が多いです。

ただし、日本人の調査でとくに不足していたのは紫外線由来のビタミンD3ではなく、植物由来のビタミンD2でした。ですから、基本的には戸外でも屋内でも、なるべくUVカットをして紫外線を防ぎ、ビタミンD2が豊富な天日干しをしたキノコ類（シイタケやキクラゲなど）をしっかり食べ、足りない分はぜひサプリメントで補っていきましょう。

ところでみなさんは「**UVインデックス**」をご存知でしょうか？

「UVインデックス」は紫外線の危険性を示す国際的な指標です。

紫外線が人の体に及ぼす影響は「波長」によって異なるので、紫外線の波長ごとの人体への影響度合いを総合的に評価して指標ができました。毎日、気象庁や気象予報会社などのホームページに各地のUVインデックスが発表されているので、ぜひ紫外線対策に活用しましょう！

気象庁の発表では、観測を開始した1990年以降、「日最大UVインデックス8以上の日」は増加していて、10年あたり11日の増加率でした（茨城県つくば市にて観測）。

つまり、それだけ人の体にとって負担になる紫外線が強くなっていると言えま

UVインデックス

UVインデックス	強さ	対策
1～2	弱い	安心して戸外で過ごせる。
3～5	中程度	日中はできるだけ日陰を利用。できるだけ長袖シャツ、日焼け止め、帽子の利用を。
6～7	強い	日中はできるだけ日陰を利用。できるだけ長袖シャツ、日焼け止め、帽子の利用を。
8～10	非常に強い	日中の外出はできるだけ控える。必ず長袖シャツ、日焼け止め、帽子の利用を。
11以上	極端に強い	日中の外出はできるだけ控える。必ず長袖シャツ、日焼け止め、帽子の利用を。

(WHO:Global solar UV index-A practical guide-2002)

すから、紫外線対策もアップデートが必要です。

● 太陽光によって起こる病気

一方、太陽光に対する反応には生理的ではなく、病的とされるものもあり、まとめて「**光線過敏症**」と呼ばれます。

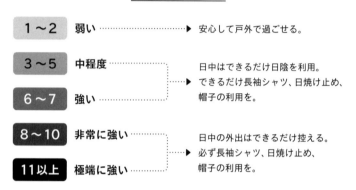

光線過敏症にはいくつかのタイプに分かれる光アレルギー性疾患のほか色素性乾皮症、種痘様水疱症があり、代謝異常症のひとつであるポルフィリン症も症状に光線過敏症が生じます。

いずれも健康な人なら反応が生じない量の紫外線を浴びただけで、皮膚症状が起こるので、治療をしながらの生活がとても大変な病気です。

●帯状疱疹はワクチンで予防、疑いがあれば72時間以内に治療開始を！

これまで皮膚症状から気づく人も多いアレルギー疾患を中心に紹介してきました。ここから病気の種類としてはまったく違うものだけれど、やはり皮膚症状から異常に気づく人が多い病気をふたつご紹介します。

私のクリニックに「肌の悩み」で受診された患者さんを診察・検査の結果、病気の可能性が見つかることもよくあるものです。

はじめにご紹介するのは、帯状疱疹《たいじょうほうしん》。この病気は、皆が基本的な知識をそなえて、なるべく早く適切な医療にアクセスすることが重要です。

子どもの頃、水ぼうそうになったことがある人は、誰でもかかる可能性があります。

日本人の場合、ほとんどの成人が「水ぼうそうに感染したことがある」と考えられるので、みなさん他人事ではないのです。ましてや病気になるタイミングが「加齢やストレスによって免疫力が低下したとき」なので、誰にでも等しくリスクがあると言えるでしょう。

統計的には、50歳を過ぎると発症が増えて、80歳までに約3人に1人が帯状疱疹を発症するとされるほど、身近な病気。ただし、2016年から50歳以上の人は予防のためのワクチン接種ができるようになりました。任意接種なので保険適用ではありません。居住地の自治体や、加入している健康保険組合などから補助があることもあります。

病気の原因は、水ぼうそうに感染した後、ずっと体内（脊髄から出る神経節）に潜伏していた水ぼうそうのウイルスです。免疫力が低下したとき、ウイルスは再び活動し、数を増やします。そして神経節から皮膚へと移動し、帯状に痛みや発疹を引き起こすのです。

多くの場合、最初は皮膚に神経痛のような痛みが出ます。痛みの程度は人によってまちまちで、違和感やかゆみ程度と言う人もいれば、ズキズキ、ヒリヒリなどかなりの苦痛を訴える人もいます。そして、主に体の左右のどちらかに水ぶくれを伴う赤い発疹が帯状に現れ、痛みが強くなっていきます。

患者さんには、「ニキビが痛い」と訴えた人もいました。たしかに、この病気について知らないと、そう思う人がいてもおかしくはない症状です。

発疹が出始めてから72時間以内にウイルスの増殖を抑える抗ウイルス薬での治療を開始することが、発疹が消えた後に痛みが残る後遺症（帯状疱疹後神経痛）などを避けるために重要とされています。ほかに痛みを抑える薬物治療も行います。

痛みと発疹に気づいたら、皮膚科か、内科を受診しましょう。

治療開始が遅れたり、治療されないまま放置されたりした場合に、頭痛や発熱などの全身症状が現れることもあります。とくに首や顔に症状が出た帯状疱疹は、重症化すると失明や顔面麻痺、難聴を引き起こすことがあるので、しっかり治療を受けましょう。

薬の効果が出るまで数日かかる場合もあるようなので、薬を飲んで、すぐ症状に変化がなくても、処方された薬は指示通り飲みきることが大切です。症状はだいたい3〜4週間ほどで治まる場合が多いですが、色素沈着や傷跡が残る場合もあります。色素沈着や傷跡の改善については美容皮膚科も診療しています。

そして治ったら、生活の見直しも必要です。潜伏していた**ウイルスが再活性したのは「疲労がリミッターを超えていた」ため**です。「がんばりすぎていた?!」と振り返って、十分な栄養や休養をとり、再発を予防しましょう。

●がんばり屋さんに増えている？「副腎疲労症候群」とは

最後にご紹介するのは**副腎疲労症候群**です。

さまざまなストレスが強いと、副腎は抗ストレスホルモン、コルチゾールを分泌します。

ところが、長期に亘ってストレスが過剰になると、いつもどおりのホルモン分泌ができなくなってしまいます。その機能低下により、生活に支障をきたすようなさまざまな症状をまねいてしまう、とするのが副腎疲労症候群の概念です。

日本では自律神経失調症という病気の1種であるとする考えや、臓器に器質的な変化はないのに、機能低下をことさら取り上げ、病名をつける必要などないとする考えなど、医学界で見解が分かれています。

しかし、私はイギリス留学で「副腎に器質的な変化はない段階だからこそ、治せる」とポジティブにとらえ、個々の原因を探り、不調を改善していく副腎の積極的治療を学びました。

日本での臨床経験から言っても、仕事や家事、子育て、さまざまな活動で「**がんばりすぎている人**」で、強い疲労感を自覚しながら立ち止まれない、休めない人に、実際にさまざまな不調と、ホルモン分泌の異常が起きていることは少なくないと感じています。

コロナ禍では、経営環境の悪化などのストレスを抱えたビジネスマンの患者さんに多く見られました。

ですから、副腎疲労症候群を病気と認めることに賛否両論あっても、実際にさまざまな症状を改善させていくきっかけがなく、苦しんでいる人がいるので、その苦しさを自他ともに認め、前向きな対処を考えていく必要があると感じています。

副腎が分泌するホルモンはコルチゾールだけではないので、やがてその他のホルモン分泌にも影響が出ると、さまざまな「**不定愁訴**」と呼ばれる症状が出ます。たとえば、コルチゾールとともに副腎皮質からは、性ホルモンの元になるデヒドロエピアンドロステロン（ＤＨＥＡ）、体内の電解質の濃度を適切に保つアルドステロンが分泌されています。

また副腎髄質からは、ストレスに対して交感神経が采配して分泌するアドレナリンやノルアドレナリン、俗に〝幸せホルモン〟と呼ばれ、多幸感やポジティブなマインドセットと関わる神経伝達物質としてはたらくドーパミンが分泌されています。

これらのホルモンは自律神経と協調して、さまざまなストレスに対抗し、体の恒常性を保つはたらきをしているわけです。

こうしたホルモンの分泌が乱れると、新陳代謝がうまくいかなくなり、根源的なエネルギーも不足し、血圧や血糖値の異常が出ます。不定愁訴の種類は200種とも、300種とも言われ、さまざまな臓器のはたらきが悪化して、さまざまな障害が生じる。それらをまとめて副腎疲労症候群と考えられているのです。

そのため症状は「疲れやすい」「元気・やる気がでない」「集中力の低下」「眠れない」といった慢性疲労症候群の症状のほか、アレルギー症状の悪化や更年期障害の悪化、セックスレスなど幅広いものと考えられています。

さまざまな不調の自覚があり、しかし、健康診断などでは原因が見つからず、生活に支障をきたしている人が多い中で、可能性のひとつとして副腎疲労症候群を疑います。そして抗ストレスホルモン・コルチゾールの値を検査して、可能性を探ります。

コルチゾールというホルモンの分泌は本来、体内時計によってコントロールされる「日内変動」の性質があり、健康な人の場合は朝8時頃に最も多く分泌され、夕方以降は減少するもの。ですから日中の値を見れば、分泌量が正常か、異常か判断できると考えられているのです。

現在、自費診療になりますが、患者さんの希望があれば、診療を行っています。コルチゾールを調べる唾液検査とともに、遅延型フードアレルギー検査を行う場合が多いです。

ご本人が「がんばりすぎ」に気づくのは簡単なことではありません。しかし、検査結果が自分を客観視する目安になることは多いです。それをきっかけに「過剰なストレス」の原因を探り、その改善に取り組むことはより重い病気の予防にも通じているでしょう。

一方、コロナ禍にはうつ病の人や更年期障害の人が増えたとされていますが、その診断の陰に、私は副腎疲労症候群の人が隠れているのではないかと危惧しています。

うつ病も、更年期障害も症状が重なりますし、合併していることもあり得ます。もしもそのような診断が出て、薬物治療などをしても効果が感じられない場合は、別の可能性も考えてみる必要がある、と思います。

副腎疲労症候群の治療にはサプリメント療法が効果的です。また、患者さんにはドーパミン分泌を促すため「わくわくする楽しいことを！」と勧めるなど、生活についてアドバイスも行います。代謝に関係するホルモン分泌を促すには運動習慣も大切なので、患者さんが楽しく続けられることを一緒に考えるなどもしています。

ご理解いただきたいのは、いつでも医学は「未完成の科学」で、発展途上にあるということです。

遅延型フードアレルギーやリーキーガット症候群、副腎疲労症候群のように医学界で考えが分かれる概念があるのも、まだまだ人の体、健康、病気についてわからないことはたくさんあるため。進歩の過程において当然のことです。

10年、20年後にどのような判断が一般的になるかはわかりませんが、いま、苦しんでいる患者さんを助けるために、引き続き学びながら、私なりに熟慮し、できる限りの支援をしていきたいと思っています。

患者さんがなんとかしたいと思う不調に対して向き合うために、いろいろな概念やケア法が登場するのです。

研究が進み、科学的根拠が次々と示されないものは、医学界で論議されることもなくなるでしょう。それ以前に、患者さんたちが納得しないものは早々に淘汰されるだろうとも思います。

読者のみなさんには、なにか健康上の問題があったら、ご自分でも不調と真摯に向き合い、いろいろな概念やケア法も冷静に検討し、主体的に医療を選んでいただきたいと願います。

信頼できる医療、医療者をご自身で選択するという意識をぜひもってください！　私は患者さんたちと接する中で、その主体性こそ、いろいろなトラブルを幸せに転換する力だと感じています。

肌の役割は多彩！
浄化・恒常性キープ・センサー機能について

●不要なものを体外へ出して体をリフレッシュさせる機能

この項では、外部からの刺激から体を守る「バリア機能」以外の皮膚の役割（機能）についてご紹介しましょう。

すでにご存じのこともあるとは思いますが、次の章でご紹介するスキンケアを暮らしに定着させるモチベーションを高めるために、肌の大切さを再確認してください！

まずは体の中の不要なものを外に排出し、体内を浄化・解毒する機能について。

それらは皮膚自体の新陳代謝や発汗などで保たれています。

「不要なもの」とはなにか具体的にあげると、体の中で利用された「水分」、栄養の残りカスなどの「老廃物」、そして食事などでとりこんだ「有機化学物質」や「有害金属」「有害ミネラル」などです。

これらは皮膚の血管やリンパ管、そして髪の毛などが回収し、新陳代謝や発汗で排出しています。

肌自身が新陳代謝し続けていることが最たる浄化のはたらきです。

肌表面でさまざまな刺激をブロックし、傷んだ「角質細胞」は約45日前後の周期のターンオーバーのしくみで新しい細胞に順次入れ替わります（詳細84ページ）。

この代謝によって「バリア機能」が保たれます。先にも述べたとおりその防御の機能は必ずしも脳の指令を必要としません。皮膚自体が状態をモニタリングしながら、必要な防御機能をはたらかせる、大変高度なはたらきが保たれるのです。

●体温をコントロールして恒常性を保つ

続いて、皮膚が担う体温調節の役割について。これはいくつかのしくみで行われています。ひとつは発汗です。

汗をかくことは、体内の水分バランスを調整するだけでなく、体温を一定にコントロールするためでもあります。暑いときには体に溜まった熱を出すために、また寒いときには余分な水分を逃して冷えを防ぐために、汗をかきます。

肌表面の角質細胞が重なる層を角層と呼びます。その角層はわずか10～20ミクロンの厚さですが、同じ厚さのプラスチックの膜と同じくらい「水を逃さない」性能をもっているとされます。10～20ミクロンというと、ちょうど食品を包むラップ（多くはプラスチック素材のひとつ、ポリエチレン素材製）と同程度とイメージしてください。

そこで、水を逃すため、皮膚全体に数百万個もある「エクリン汗腺」が体温を下げるための汗を出します。

さらに皮膚は毛をつくり、環境の温度変化から身を守っています。そして寒いと感じると、交感神経の指令で真皮の立毛筋がキュッと縮み、〝鳥肌〟状態となって熱の放出を抑えます。同じことがひどく驚いたときや、恐怖を感じたときにも起こります。

また、真皮の血管は、グロムス装置という独特の組織を備えていて、交感神経の指令によって皮膚血管を収縮させたり（血流を減らして放熱減）、拡張させたり（血流を増やして放熱増）しています。

これは恒常性を保つため、深部体温の上昇・低下に対応したはたらきで、生命の維持のために不可欠な機能です。そのため皮膚への血流量は冷環境では心拍出量のほぼ0パーセントになることがあり、逆に温環境では30パーセントまで上昇することがあります。

●痛みや熱さ、心地よさを感じる皮膚センサー

皮膚には、物や人に触れた際にさまざまな「触覚」を受け取る感覚受容器（セ

ンサー）があります。

皮膚が受容した緊急性の高い情報は、脳までは送られず、脊髄を介して対処されます。熱いお鍋に手が触れたら、すぐに引っ込めますよね。火傷をするリスクのある「熱い！」という情報は、脳の手前の脊髄まで送られて、反射的に体（手）が動き、危険を回避します。

緊急性がない、つまり命に関わらない情報、また、「心地よい」といった情報は脳に送られて、脳の指令で対処します。

感覚を受容するセンサーは表皮と真皮、両方にあります。

表皮細胞のケラチノサイトに存在する「TRPV1」「TRPV3」「TRPV4」などのたんぱく質は温度や刺激などを感知しています。先に述べたとおり、ケラチノサイトはターンオーバーのしくみで順次、角質細胞となり、はがれ落ちますから、このセンサーは常に〝新品〟に更新されているわけです。

また、真皮にある感覚受容体の代表的なものは、重さや圧、振動を受容する「メルケル細胞」や「マイスネル小体」、痛みや熱さ・冷たさ、かゆみを受容する「自由神経終末」などです。

皮膚に配置されているたくさんのセンサーのおかげで、私たちは危険に対処する一方、微妙な「手ざわり」「肌ざわり」を愛し、癒されるのです。

皮膚のセンサーが心地よい圧力や振動を感じることになるスキンシップは、オキシトシンやセロトニンといった幸福感、信頼感を高めるホルモンの分泌を促すことがわかっています。肌のセルフケアでは、やさしく自分にスキンシップするので、同時にマインドケアにもなるわけです。

酸化・糖化・炎症とは？

肌の老化を加速させ、全身の体調不良や病気の原因になるのが**酸化・糖化・炎症**の現象です。酸化と糖化、炎症はそれぞれが体の負担であるだけでなく、3つの負の連鎖で体をむしばむもの。それは次のようなしくみで起こります。

私たちが紫外線を浴びたり、活動して疲労したりすることによって生まれる活性酸素が細胞に起こす変化を「酸化」といいます。

活性酸素は本来、有害なものから体を守るはたらきをするもので、私たちの体には抗酸化力が備わっています。そして抗酸化物質のビタミン・A／C／E（ぜひ「抗酸化ビタミンエース」と覚えましょう！）や補酵素・コエンザイムQ10、ポリフェノール、カロテンなど抗酸化作用のある栄養素を十分とることで除去することもできます。

しかし、抗酸化力を上回って活性酸素が増えすぎると、細胞の老化を促進し、肌ではシミ・くすみ、シワ、たるみといったエイジングサインをまねき、全身にさまざまな病気を引き起こす「酸化ストレス」となります。

「糖化」とは体の中の余った糖とたんぱく質が熱によって結合し、終末糖化産物（ＡＧＥｓ）をつくり出すことです。実は、とても身近な化学反応で、こんがりキツネ色に焼けたトーストや香ばしく焼けた肉の表面など、みなさんもよく目にする「褐色への変化」が糖化の姿です。

体内に余分な糖が多ければ、体の内側でもこの糖化は起こり、終末糖化産物（ＡＧＥｓ）が増えます。すると血管や骨などの細胞の老化を加速させ、肌ではエイジングサインをまねき、全身にさまざまな病気を引き起こす「糖化ストレス」となります。

糖化ストレスが強い人では、肌が明らかに黄色く見える「黄ぐすみ」が起こります。

終末糖化産物（ＡＧＥｓ）をたくさん含んだ食事をとることでも同様の影響

があるので、〝おコゲ〟を口にするのはほどほどに。そして糖化は、酸化によって加速します。

「炎症」とは、何らかのストレスに対する体を守る反応で、体を守る免疫のはたらきです。包丁で指を切ったときなど、患部が赤くなり、痛みを感じますが、まさにそれが、免疫がはたらいて起きる「急性炎症」。これは正常な免疫反応で、問題はありません。

一方、細胞レベルの老化の原因になるのは「**慢性炎症**」です。目には見えない部分、たとえば血管の内側や脂肪細胞の中など、体の深い部分で起こり、大量の活性酸素を発生させます。

簡単に言えば、なんらかのストレスがあり、過剰な免疫反応が起きて、組織の破壊と修復が繰り返され、その組織が異常になり、関係する臓器の機能障害や病気をまねくのです。

「なんらかのストレス」の内には、先に述べた糖化ストレスも含まれます。つまり「慢性炎症」は酸化と糖化と負の連鎖を起こす関係で、最近はこの連鎖のメカニズムが「がん」など生命をおびやかす病気とも関係していると考えられるようになってきています。

第2章

超健康な肌をめざすベーシックスキンケア

年齢・性別は関係なし！よりよく生きるために素肌力アップを

●肌が「すこやか」とは、どのような状態か

第1章で述べた皮膚の役割は、肌のほか、粘膜や毛髪、爪、汗腺が健康であることで正常にはたらきます。では、その「健康」とはどのような状態を言うのでしょうか。

セルフケアでめざす、言わば目標になる状態について、ご紹介しましょう。

肌の健康は、主に次の5つのポイントで判断できます。

・水分と油分のバランスがいい
・キメが整っている
・適度な弾力がある

・ターンオーバーのサイクルが正常
・十分に栄養が行き届いている

これらの総合力が「**素肌力**」です。

●水分でうるおい&油分でキープ

肌のうるおいのもとになるのは水分で、角層の水分が逃げないように守るのが油分です。

角層の水分量については、ややショックな事実がわかっています。**肌がもっともうるおっているのは生まれたときで、以降、年齢を重ねるにつれ水分量は減る一方**だということです。

先に述べたとおり肌はむき出しで、最前線でさまざまな刺激を受け続けるので、肌の健康にとっていちばん大切とも言える「水分を蓄える力・水分量」はじわじわ低下していくのです。

ですから去年より今年、今年より来年、誰もがより〝うるおいケア〟を大事に考えていかなくてはなりません。なにも手を打たなかったり、肌にとってストレスとなる環境や原因が重なったりすれば、水分量の低下が加速します。ケアをすることで、生まれたときの状態にV字回復することはないものの、その継続により、水分量の低下をゆるやかにしていくことができます。

水分を守る油分とは、皮脂と、角層を含む表皮の細胞の隙間を埋めているセラミドなどの細胞間脂質、角質細胞の内側で水分を抱え込む天然保湿因子（NMF）を閉じ込める角層辺縁帯のことです。これらのバランスが大事なのですが、油分の詳細は測定できません。

しかし水分量は計測できます。理想的な角層の水分量は40〜50パーセント程度で、生まれたときはこれを超えています。そして平均的には30〜40歳頃、30パーセントを下回り、乾燥の悩みを感じる人が出てきます。

肌の水分&油分のバランス（＝モイスチャーバランス）はこの数値で判断します。

美容皮膚科はもとより、化粧品会社の売り場などで計測できることがあるので、機会を見つけて現在の数値を測ったり、セルフケアをしてどう変わるかレコーディングしたりするのもいいかもしれません。

角層の水分量が20パーセントを下回ると、肌は乾燥に傾きます。

水分量が減る原因は、キメや弾力、ターンオーバー、栄養の低下と重なりますので、のちほどまとめて解説しましょう。

そして、肌の健康は総合力を上げる基本のスキンケアで改善します。その方法も後述します。

●山と谷が均一に整っている状態が◎

「**肌のキメ**」というのは、肌表面にある皮溝《ひこう》と呼ばれる谷と、皮丘《ひきゅう》と呼ばれる山の起伏のこと。整っている状態では皮溝が深く、皮丘はふっくら、ほどよい落差があり、起伏が均一に並んでいます。

誰もがお母さんの胎内にいた初期にはピンと張った、それこそ食品を包むラップのような肌をしているのですが、発育の細胞分裂を繰り返す過程で皮溝と皮丘の起伏が生じるとされています。

この皮溝と皮丘がもたらすキメがなぜ重要かというと、**キメが肌の柔軟性を示すもので、柔軟なほど水分保持能力が高い**からです。

キメが乱れたり、キメを失って平坦になったりすると、表皮は乾いて所々はがれやすくなり、ますます水分を失い、化粧ノリも悪くなります。

また、顔のテカりも、皮脂の分泌が過剰なだけではなく、肌のキメも関係します。キメが粗いと、ギラつきが目立ち、整っているとツルンとなめらかな肌に見えるのです。

なお、シワとキメの溝はまったく別物。皮溝が深くなって深いシワになるのではありません。ただし、小じわはキメの乱れと関係するので、保湿で肌の柔軟性を回復し、キメを整えることで改善が望めます。シワについては150ページでご紹介します。

第2章

超健康な肌をめざす
ベーシックスキンケア

重力に負けてたるまない、タフな肌をめざそう

「**肌の弾力**」は、表皮の下の真皮層が支えます。弾力とは圧がかかったとき押し返し、復元する力であり、肌のハリを保つ力です。

ほかに真皮の下の皮下組織や筋肉も弾力維持を助けています。

弾力を失ってしまうと、常にかかっている重力の下向きの力で肌はたるんでしまいます。

朝、起きたとき、顔に枕カバーのあとがくっきり残っていたら要注意。〝寝あと〟も弾力低下のひとつのものさしになります。

弾力の源は真皮に網目状に張り巡らされたコラーゲンや、コラーゲンを支えるエラスチン、プロテオグリカンといった繊維成分と、それらの成分を生み出す繊《せん》維芽《いが》細胞です。

コラーゲンは主に肌の強度を保つはたらきをし、エラスチンやフェブリリンは伸縮性を保つはたらきをします。肌は、ハリがありながら、柔らかく、しなやか

であることが〝タフ〟なのです。

繊維芽細胞は、肌が傷ついたときには増え、真皮が成熟すると繊維成分をつくるのをやめて、自らも繊維成分になります。

平均的に、日本人の肌は欧米人と比べて表皮が薄く、真皮や皮下組織が厚く、弾力があって柔らかいとされています。

●肌のリフレッシュサイクルを守ることがスキンケアの要

表皮と真皮の間にある基底層という部分で生まれた角化《かっか》細胞(ケラチノサイト)が、肌の表面に向かって順に上がっていき、その過程で有棘《ゆうきょく》細胞、顆粒《かりゅう》細胞と変化・成熟して、最終的に角質細胞になり、最表面に至って「アカ」としてはがれます。

これが**ターンオーバー**の全貌です。

基底層で細胞分裂が起きてから角質になるまで約28日、角質がはがれ落ちるまで約14日程度、合計して全45日前後が理想的とされますが、実際には「年齢＋

10」日程度のサイクルとなっているとされます。つまり自然にまかせていると、加齢とともにサイクルは延びてしまうということです。

このサイクルが鈍化すると、うるおいを保つ力のない古い角質細胞が表面に留まり、肌の乾燥やシミ、くすみなどトラブルにつながりやすくなります。

先述のとおり日本人の角層は薄く、欧米人の約2／3しか厚みがありません。そして水分保持機能も低く、乾きやすいことがわかっています。つまり、デリケートなので、とくに気をつけて、正しいスキンケアを行うことが大切だということです。

しかし昨今、とくに20～40代には角質ケアが定着したことで、むしろやりすぎで肌を傷めるケースが増えていると感じます。ターンオーバーの自然なサイクルが狂い、バリア機能も低下するので、「敏感肌」を自覚する人が多いのです。

一方、40代以上の方には必要な角質ケアを行なっていない人が多く、ターンオーバーが鈍化し、肌の健康と深い関係のある女性ホルモンの分泌が減る影響もあり、必要な水分や皮脂が足りなくて、敏感肌傾向になる人が増えます。

加齢によってスキンケア製品の浸透力や吸収力も下がっているため、それらを底上げするケアも併せて行う必要があります。

●肌にも栄養！　食べたものが「肌」をつくる

体のどの組織にも共通する健康維持のポイントが栄養。見て、触れられる肌は、栄養状態のバロメーターになります。

栄養が行き届いている肌はすこやかで、美しいもの！　私はあるとき「料理研究家の人に肌がきれいな人が多い?!」と気づいて以来、注目しておりましたが、やはり期待どおりの人が多いので、栄養の大切さを再確認しました。

たとえば肌の弾力の源である**コラーゲン**。これが増えるときには各種アミノ酸とビタミンC、そして鉄などが必要です。

メカニズムを紹介すると、繊維芽細胞の中の「ヒドロキシプロリン」「プロリン」「グリシン」といったアミノ酸が連なってコラーゲンの鎖ができます。その名も「コラーゲンα鎖」と呼ばれます。

3本の鎖がビタミンCと鉄のはたらきで縒り合わせられ「プロコラーゲン」となって線維芽細胞から分泌され、酵素（プロコラーゲンペプチダーゼ）のはたらきで整えられ、「トロポコラーゲン」となると、繊維細胞独特の「架橋《かきょう》構造」ができて、ようやく弾力の源となる繊維細胞になるのです。

血液が線維芽細胞へ各種アミノ酸やビタミンC、鉄などを運んでくれるから、肌のハリが養われるわけです。

逆に、あらゆる肌トラブルは栄養不良と関係しています。肌の状態が悪化するということは、栄養状態や血流に何らかの問題があると言えるのです。

特別な肌トラブルや病気がないときも、肌と栄養の関係性を心にとどめておき、鏡を見つつ、意識的な食生活をしていきましょう。

●粘膜や頭皮・毛髪、爪、汗腺のすこやかさとは？

続いて肌以外の組織、粘膜や頭皮・毛髪、爪、汗腺についてです。

・粘膜

肌はみなさんを外敵から身を守る壁です。いろんな有害物質を「ブロック」している存在です。一方、粘膜も口の中や消化管などの臓器表面を覆い、体の外と接している「上皮組織」です。そのはたらきは実際に外敵の侵入を食い止め、粘液で押し出す「免疫最前線部隊」。生命を守る組織ですね。

健康な粘膜は、うっすらピンク色で柔らかい組織です。同じ上皮組織の表皮はターンオーバーのしくみで角化し、最後はアカになってはがれ落ちますが、粘膜上皮細胞にそのしくみはありません。

しかし何らかの刺激や感染症など異常事態で角化することがあり、白く、硬くなる「白板症」という病気になることがあります。これはがんの初期症状（前がん病変）であることもあるので、注意が必要です。

赤くなって腫れていたり、白〜灰白色になって腫れていたり、ただれていて、痛みを伴うような場合は俗に言う〝口内炎〟。「アフタ性潰瘍」などの病気の可能性があります。

炎症性疾患のひとつ、ベーチェット病では主症状として口の中のアフタ性潰瘍が出ますし、感染症の症状であることもあるので、口内炎を軽く見るのはＮＧです。

お口の中など、見えるところは、歯磨きなどの際にときどきは見て、異常がないかチェックをしましょう。異常があったら皮膚科を受診してください。日常のケアの注意点については、１２６ページをご覧ください。

・頭皮と毛髪

毛髪については、そのベースである頭皮のことともに述べましょう。

健康な頭皮・毛髪は、頭皮は青白く透明感があり、髪にはツヤがあって、毛先までうるおいがあります。

頭皮の特徴は、顔の肌より厚みがあり、皮脂腺が多くあって、皮脂分泌が盛んなことです。顔以上に皮脂トラブルが多く、細菌や真菌などの感染で、敏感に炎症を起こします。

赤みやかゆみを放置すると脂漏性皮膚炎に悪化することもあります。

症状が出たらヘアケアや使用するヘアケア製品を見直し、それでも症状が続く、繰り返す場合は早めに皮膚科に相談しましょう。様子見していいのは長くて2週間程度です。

構造的には頭皮も表皮の下に真皮があり、皮下組織があります。ターンオーバーもしていて、はがれ落ちた古い角質が〝フケ〟になります。頭皮を傷める原因や対策も基本的には肌同様とお考えください。

一方、毛髪も含め、体毛は毛周期というサイクルで成長、退行、休止、生え変わりを繰り返します。一般的に毛が生えている部位や年齢でこの周期は違っていて、加齢とともに長くなります。

毛髪は中心からメデュラ（毛髄質）、コルテックス（毛皮質）、キューティクル（毛小皮）の3重構造になっています。

髪の色はコルテックスに含まれるメラニンです。人工的にキューティクルを開き、コルテックスを脱色・着色し、キューティクルを閉じるのがカラーリング。染料の代わりにパーマ液を入れるのがパーマです。どちらも髪には大きな負担になりますね。

また髪の主成分であるケラチンは熱に弱く、55℃以上の熱で変性するので、髪は熱によって傷みます。

頭皮と毛髪の健康を維持するには、頭皮の血行をよくして、弾力を保ちたいもの。シャンプーのとき、指の腹や手のひらを頭皮に当ててマッサージをして、頭皮と皮膚がつながる肩首のこりや目の疲れを解消するケアも忘れずに！

そして意識して、トラブルのないとき、すこやかな頭皮を見ておき、なにかあったら異常に気づけることも健康を守るコツです。自分で見るとともに、ぜひ理美容院でも頭皮を見てもらい、アドバイスをもらいましょう。

・爪

爪を「健康のバロメーター」として気にしている人は案外多くいらっしゃいます。

健康な爪の色は、皮膚が透けてピンク色に見えます。そして組織は硬くて、表面はなめらかです。

子どもや若い人と比べて成人以降は伸びるのが遅くなることがわかっているので、伸びる速度は体の若さのものさしのひとつと言えるかもしれません。平均的に成人の手の爪は10日で1ミリ、小児は10日で5ミリ程度、伸びるとされます。

爪の役割は指の先端を保護しているだけでなく、指先の感覚を鋭くするはたらきもしています。その感覚は、普段、爪があるときには気づきにくいものですが、何らかの原因で爪がはがれるなどするとよくわかります。爪がないと不用意に指をぶつけやすく、驚くほど痛いのです。

ですからネイルケアなどが高じて傷めないようにしたいもの。最近は、健康な爪の表面を削ってデザインするジェルネイルなどで、人工爪と自爪のすき間で雑菌が繁殖し、爪の変色や炎症が起きるトラブルが増えています。

人工爪をつけっぱなしにせず、3〜4週間でつけ替え、つけ替えの際には爪の傷みを確認し、傷んでいたら数か月間はマニキュアやジェルネイルをお休みしたり、皮膚科で治療を受けたりして、健康な状態を取り戻しましょう。

実は、爪は表皮と続いた層で、組織的にも表皮によく似ています。しかし、手と足という体の末端にあるので栄養が届きにくい部分。割れやすい、厚みが出る、反り返るなどは、栄養不足や貧血、血行不良の可能性があります。

爪の色は加齢とともにくすみが出て、全体的に薄茶色になることがあります。しかし白、紫、黒、緑、黄色などに変色していたり、帯状の色の変化が見られたりしたら、深刻な血行不良や感染症、血液の病気のこともあるので皮膚科を受診しましょう。

爪の一部が厚くなったり、爪がうねって皮膚に食い込んだりしたような場合も、不快だと感じるなら皮膚科に相談できます。

爪でもっとも身近な病気は「爪白癬《つめはくせん》」。白癬とは、皮膚糸状菌《ひふしじょうきん》（主に白癬菌属）によって起こる感染症で、菌がケラチンを栄養源として増えるので、皮膚の角層、爪、毛髪など全身のどこでも感染する可能性があります。足にできると、一般的に水虫と呼ばれます。症状を長期間放置していると、爪に感染し、さらに放置していると、また手足の皮膚などに感染が広がります。早めに負の連鎖を食い止める治療が必要です。

また、東洋医学では爪に縦や横の線が出ることを生活の乱れやストレス過多のサインと考えることがあるようです。

・汗腺

最後に汗腺は、汗での体温調節と浄化・解毒を行う分泌腺で、主にエクリン汗腺とアポクリン汗腺があります。

汗の量は、その人の生活（労働）環境や基本的な体調、体の熱生産量、食習慣、季節などによって大きく違うので、汗腺や発汗の健康状態を示すのは難しいです。

自分の平熱や血圧を知っておくことが大切なのと同様に、発汗も「普段どおり」か否か、気にかけて、異常を感じ、続くようなら皮膚科を受診しましょう。

なお、エクリン汗腺は全身に300〜400万個も分布していて、つまり体表のいたるところにある汗腺です。温熱ストレス、精神的なストレス、味覚刺激でさらさらの汗をかきます。

アポクリン汗腺は耳、鼻、わきの下、乳輪と乳頭、おへそ、外性器の毛包の中にあり、脳内のアドレナリン分泌（情緒刺激）によって粘度のある汗をかきます。この汗が細菌によって分解されると、体臭の原因になります。

●肌の健康を脅かす原因は共通している！

皮膚（肌と粘膜、頭皮・毛髪、爪、汗腺）の健康を脅かす原因の多くは共通しています。

ですから、生活から原因を遠ざけ、適切なセルフケアを行えば、皮膚全体をすこやかに保っていけます。

原因は体の内側からの問題と、外側からの問題があり、両方が複合的に影響します。

・体の内側から肌の健康を脅かすのは？

肌のバリア機能低下について紹介し、73ページで解説している「酸化・糖化」は肌の正常な機能を壊し、老化を加速して、シミ、シワ、たるみなどのエイジングサインをまねきます。

また、先にも述べたとおり栄養不良があると健康な肌は保てません。肌や皮下組織、筋肉の原料となるたんぱく質のほか、基本的なエネルギー源となる糖質、肌のうるおいを守る皮質の原料として欠かせない脂質、たんぱく質を機能的な細胞に変えるビタミンやミネラル、酵素、抗酸化物質など、あらゆる栄養素が過不足なく必要です。

急激なダイエットで顔の筋肉や脂肪を落とすと、ボリュームが低下した皮下組織に対して皮膚が余り、シワやたるみといったエイジングサインにつながることもあります。

バランスのいい食事をとるとともに、全身の血流がよい状態を保ち、血管の健康も保つ必要がありますね。

血行不良では肌の細胞が栄養不足になり、ターンオーバーのサイクルが鈍化して、くすみが目立ってきます。顔色が悪くなって、見た目にも不健康。血行不良は運動不足でも起こるので、「しっかり食べて、動く」という当たり前のことが本当に大事です。

さらに肌の健康は、ストレスの影響を強く受けます。ストレスが強いと、体内の酸化が進んでしまいます。女性ホルモンの分泌、はたらきにも影響が出て、モイスチャーバランスを崩し、ニキビなどの肌トラブルを引き起こすことが多くなります。

また、副腎疲労症候群の項（60ページ）で紹介した抗ストレスホルモンが多く分泌され、ストレス対応過剰となって、結果的に肌の炎症を増やします。この抗ストレスホルモン・コルチゾールの分泌量が夜間に増えると、体の深部体温が上がり、睡眠を妨げることもわかっています。

そもそも睡眠不足は、日中の活動でダメージを受けた肌の修復を妨げ、肌の健康を害す原因のひとつです。

肌の修復は、睡眠中に分泌される成長ホルモンの影響を大きく受けるのです。〝成長〟と冠されますが、大人も分泌されるホルモンで、心身の回復を促します。

このホルモンは眠りについた直後に現れる「深い睡眠」の3時間に大量に分泌されますから、この間ぐっすりと眠り、リフレッシュを。眠りと目覚めのしくみから考えると、毎日、おおむね決まった時間（午前0時前後）に床につき、6〜7時間の睡眠をとることが健康によいとされています。

なお、年齢・性別に関わらず、男性ホルモンが増えると、毛髪の発育に影響が出て、頭頂部や額上の抜け毛が増え、体毛の発育は活発になります。女性ホルモンが減ると髪のコシやハリがなくなる、いわゆる〝髪がやせた〟状態になります。

・体の外側から肌の健康を脅かすのは？

最たるものは紫外線です。「お日様の光で誰にでも起こる肌トラブル」（52ページ）でも述べたので、ここでは詳しい解説を控えます。

紫外線によって肌のバリア機能低下や乾燥が進むと、紫外線からＤＮＡを守るためにメラニンの生成量が増え、シミやくすみの原因になります。また、紫外線は真皮に届くとコラーゲンなどの繊維成分を破壊することもわかっています。

次いでタバコの害。タバコの煙を吸うことは活性酸素を大量に発生させ、体内の抗酸化物質を大量消費します。さらにニコチンが血管を収縮させ、血行不良をまねき、肌の細胞に必要な酸素や栄養が届きにくい状態になって、老化を加速します。

自分で吸わなくても、受動喫煙（ほかの人が吸っているタバコの煙を吸うこと）でも、体が受ける被害は同じです。

また、肌の健康を脅かすものとして、環境の問題もあります。

ひとつは乾燥。健康な肌の表面は角質細胞と細胞間脂質で埋めつくされていますが、乾燥した環境で肌の乾燥も進むと隙間ができ、バリア機能が著しく低下します。すると水分保持能力が低下して、より乾燥しやすい負の連鎖に！

同時に紫外線や外部刺激の影響を受けやすくなるので、弾力の低下も起き、シワ、くすみ、吹き出物も起こりやすくなります。

さらに環境というと、個人では対処が難しい「大気汚染」もあります。排気ガスや花粉、黄砂、ＰＭ２・５など、肌に触れるとアレルギー反応から肌の健康を害します。

飛散予報などの注意喚起に意識を向け、なるべく触れたり、吸い込んだりしないように注意しましょう。

外的要因の最後には「間違ったスキンケア」をあげておきます。

肌のお手入れのつもりが、方法が間違っていて、逆に肌トラブルをまねく原因になることは少なくありません。洗浄のために使った洗顔料、シャンプー等の肌への残留が肌や頭皮のトラブルの原因になる、なども多いです。

次項で正しい、基本的なスキンケアをご紹介しますので、参考にしてください。

肌の健康を害する内的要因と外的要因を見ていただくと、これらの原因は「さまざまな病気の原因」と重なると気づいた人も多いのではないでしょうか。繰り返しになりますが、肌は全身の鏡なのです。

それゆえに、見て、触れながら行うスキンケアは全身の健康づくりの第一歩として本当に合理的です。

●自分の肌タイプを知っておこう

肌の役割や健康状態をご理解いただいたところで、ご自分の顔の肌を見て、触り、現在の肌タイプ（肌質）をチェックしてみましょう。次のマトリックスのどの辺に位置すると思いますか？

意外に多いのが、オイリーな部分と乾燥した部分が混在している「**コンビネーションスキン**（混合肌）」です。

Tゾーンはベタついているのに、口、目、頬のまわりは乾いているケース。胸元や背中の中央など、皮脂の多い部分にニキビができやすく、30代以上の場合はあごやフェイスラインが脂っぽくなります。コンビネーションスキンの人のお手入れは部分ごとの状態に合わせてください。

このチェックはあくまでも〝いまのめやす〟です。生活やスキンケア、季節によっても変化していきます。肌に触れて、日常のスキンケアを見直す必要を感じたとき、また、季節ごとに確認したり、お手入れの参考にしてください。

次項「生活に定着させたい基本のスキンケア」にも、この肌タイプ別のアドバイスを折り込みますので、チェックをして読み進んでいただくと便利です。

オイリースキン（脂性肌）

皮脂量も保湿力も高いので、外的要因には強い肌。
しかしテカりやすく、脂っぽくて、
毛穴が開きやすいことが悩みになりがち。

特徴

□ 洗顔後、すぐに肌表面に皮脂が浮く
□ 毛穴が開きやすい
□ 起床時、肌がベタついている
□ 見た目がテカっている
□ 肌はやや硬く、ゴワついている
□ 化粧が１日もたず、崩れやすい

お手入れのポイント

皮脂分泌が増えないよう、油分を与えすぎないケアを！　洗顔で余分な皮脂を落とし、あっさりめの乳液やクリームで皮脂と水分のバランスを整えましょう。日中はあぶらとり紙の活用を！

インナードライスキン（乾燥性脂性肌）

オイリースキンだった人が加齢によってなりやすい。
肌内部のうるおいが不足していて、
ハリのなさや細かいシワが目立ってしまう。

特徴

□ 洗顔直後はかさつく
□ 毛穴が開きやすい
□ ニキビになりにくい
□ 洗顔後、少し時間が経つとベタつく
□ 肌にハリがなく、細かいシワが多い
□ ベタつくケアは嫌い

お手入れのポイント

オイリースキン向けのケアをし続けてきた人がなりやすい肌質。すっきりと洗い上がるタイプの洗顔料をやめて、水分流失を防ぎ、たっぷりの化粧水と保湿機能美容液で肌を変えましょう！

多い（脂っぽい）

高い(しっとり)

水分量

低い(かさつく)

ノーマルスキン(普通肌)

理想的な状態で、トラブルに強い肌です。
やさしく、いっぱい触れて、
いまの手ざわりを指で覚えておきましょう。

特徴

□ 肌トラブルを起こしにくい
□ ベタつかないが適度な皮脂量がある
□ 肌はみずみずしくしっとりしている

お手入れのポイント

状態がよいので、スキンケアは美容液を省いてもOK。現状キープを目標に、忙しかった後や、季節の変わり目にはチェックしなおして、乾燥を感じたら保湿成分入りの美容液をプラス!

ドライスキン(乾性肌)

外的要因で肌トラブルを起こしやすく、
敏感肌になりやすく、季節変化にも弱い肌です。
小ジワが増えやすいので、スキンケアで改善を!

特徴

□ 洗顔後、なにもつけないとつっぱる
□ 肌を軽くひっかいただけで赤くなる
□ キメが細かい
□ 起床時、肌がかさついている
□ 小ジワが目立つ
□ ニキビになりにくい

お手入れのポイント

洗顔では皮脂を落としすぎないようにし、化粧水に加えてセラミドやヒアルロン酸などの保湿成分を含んだ美容液で肌の水分保持能力を高め、乳液やクリームで擬似的な皮脂膜をつくって!

少ない(脂っぽくない)　　皮脂量

生活に定着させたい基本のスキンケア

●スキンケアは自分にやさしくする時間

最近は男性もメイクやスキンケアを習慣的に行う人が増えつつあります。メイクはさておき、ニキビケアやUVケア、制汗・ニオイケアなどは幅広い年代で抵抗なく行われるようになってきています。

たしかに、肌の健康を脅かす原因は男女の区別なくあるので、年齢や性別に関係なく、スキンケアを習慣にしていただきたいもの。高機能スキンケア製品などの広告展開に、男性のトップアスリートが起用された好影響などから、男性にもスキンケアを身近に感じてもらえるムードになるのをうれしく感じています。

第1章などで説明したとおり、肌のバリア機能を高めることは体を守ることになり、肌のすこやかさを保つことは、全身の健康と大きく相関しますから、みなさんぜひ、正しいスキンケアを知って、生活に定着させましょう。


洗顔やシャワー、入浴に適した温度は38℃程度のぬるま湯です。40℃を超えると皮脂が奪われてしまい、肌の水分保持能力の低下につながります。

洗顔について言えば、引き締め効果もある冷水でもOKです。


肌に触れるときは本当にやさしく、やさしく！　摩擦が起きるとマイナスが多いのです。皮膚を強く動かすと真皮のコラーゲンが壊れ、修復するときにはダメージにそって、偏って細胞が再生するので、シワやたるみを助長することになります。あくまでイメージになりますが、「**肌にふわっとのせたティッシュペーパーを動かさない**」くらい、やさしい力でケアをしましょう。

スキンケア製品は、塗るというより、「なじませる」意識でつけてください。乳液やクリームなどをなじませた後は、それらがクッションになるので、「なでる」程度の刺激はOK。ただし、あまり冷たい手指で触れないようにご注意を。

美容器具の利用も、肌に摩擦が起こりすぎると、色素沈着やエイジングサインのモトになってしまいます！　器具の目的・使用法は必ず守りましょう。

●スキンケアの朝・夜のステップ

基本的なスキンケアは朝と夜、それぞれ目的をもって行います。

朝は、健康な肌を維持するステップ。夜は、リフレッシュし、栄養と油分を与え、バリア機能を高めるステップです。

ぜひ毎日、スキンケアを続けましょう。スキンケア製品の有効成分がしっかり入り、吸収されるには、肌の「浸透力」「吸収力」を保つことが大切なので、毎日のケアを継続していることが大事なのです。

肌表面に古い角質があると「浸透力」「吸収力」は低下し、基底層で新しい細胞も生まれにくくなります。ターンオーバーのサイクルは加齢とともに延び、古い角質が残りやすくなるので、スキンケアの一環でピーリングケアが必要になります。

ただし、若い世代ではピーリングケアのやりすぎで「敏感肌」の悩みを感じて

第2章
超健康な肌をめざす
ベーシックスキンケア

朝

健康な肌を維持するステップ

洗顔
↓
化粧水
↓
〈お悩み別〉美容液
↓
乳液・クリーム
↓
UVケア製品

夜

リフレッシュし、栄養と油分を与え、バリア機能を高めるステップ

メイククレンジング
↓
洗顔
↓
化粧水
↓
〈お悩み別〉美容液
↓
乳液・クリーム

＊美容液や乳液・クリームのつけ方は117ページにまとめます。

いる人も多いもの。どんなケアも鏡を見て、触れて、自分の肌の状態をよく確かめながら、やりすぎも、やらなさすぎもないようにしましょう。

また、近年、スキンケア製品の機能性は進化していて、自分に必要な「有効成分」について知識を持っていると、ニーズに合う製品を選びやすくなっています。20代以下など「毛穴」の悩みの場合は「**ビタミンC**」、30代など「小ジワ」「ほうれい線」の悩みの場合は「**レチノール**」、40代以上など「たるみ」「はりの喪失」の悩みの場合は「**ナイアシンアミド**」といった有効成分から利用してみるといいと思います。

なお、スキンケア製品などの表示に「医薬部外品」とあるものは、効能をうたう科学的根拠が確認されているという意味です。厚生労働省が効果と安全性の両方を認めた成分が規定量の範囲で配合されています。とはいえ化粧品同様、作用はやさしいもので、化粧品との境目は曖昧です。

「医薬品」は肌のトラブル症状を治療する目的のもの。医師が処方するもののほか、市販薬もあります。用法や用量を守って使うことが大切です。

●メイクを落とす

メイクをしているときは、スキンケアのスタートはメイクを落とすクレンジングです。メイクをしていないときは次項「顔を洗う」がスタートです。

メイククレンジングに使うクレンジング料では古い角質などは落としきれないので、必ずクレンジングの後、顔を洗うW洗顔を習慣にしましょう。

クレンジングの目的は「**肌に刺激を与えず、メイクをしっかり落とす**」こと。拭き取る場合なども、ゴシゴシこすって摩擦を与えてはいけません。クレンジング料をメイクになじませ、やさしくなでる程度の力加減でぬぐってください。

クレンジング料は肌タイプで選ぶのが◎。ただし、肌のコンディションが悪いときは刺激が弱いものに変えましょう。

ウォータープルーフのメイク用品を使った場合や、しっかりアイメイクのクレンジングは専用のリムーバーで落としてください。肌に残ると、皮脂汚れとともに酸化して、微小炎症のもととなり、肌細胞のDNAを守るためにメラニンが多く生成され、色素沈着を起こします。

クレンジングやリムーバーの使い方は各製品の使用法を守ってください。クレンジング料を肌の上に長く放置したり、クレンジング料でマッサージしたりするのは肌への過剰な刺激になるのでNGです！

●顔を洗う

洗顔の目的は、先に述べた「肌の健康を脅かす内的要因・外的要因」（95ページ）の影響を減らすことです。アカとなってはがれた角質や余分な皮脂、老廃物などを含んだ汗、ほこり、大気汚染物質などを洗い流します。

朝も水だけで洗うのではなく、洗顔料を使いましょう。寝ている間に汗やほこりが表皮についています。洗顔で純な素肌を取り戻して、1日をスタートさせてください！

・洗顔料を選ぶ

朝晩のスキンケアで使う洗顔料は、肌との相性、洗い上がりの感触、メーカー

肌タイプ別
相性のいいクレンジング料

ノーマルスキン

クリームタイプ：油分が多く、界面活性剤少なめ。低刺激

乳液タイプ：クリームより油分少なめ、洗い流しやすい。低刺激

ゲルタイプ：落とした後、さっぱり。中刺激

オイルタイプ：クレンジング力高いが、皮脂も落としてしまう。やや刺激強い

ローション（シート）タイプ：ほぼ界面活性剤。クレンジング力高いが、刺激も強い

オイリースキン

ゲルタイプ：落とした後、さっぱり。中刺激

ローション（シート）タイプ：ほぼ界面活性剤。クレンジング力高いが、刺激も強い

ドライスキン／インナードライスキン

クリームタイプ：油分が多く、界面活性剤少なめ。低刺激

乳液タイプ：クリームより油分少なめ、洗い流しやすい。低刺激

コンビネーションスキン

朝起きたとき、ドライに傾いているか、オイリーに傾いているかで使い分けを！

の推奨する肌タイプ、使いやすさなどから選びます。表を参考に選んでください。

誰でも季節によって肌質に変化があります。たとえば高温多湿の夏は、ドライスキンの人も皮脂量が増え、ノーマルスキンに近づく、など。とくに皮脂の分泌量は先に述べた「外的要因」、中でも環境要因に左右されやすいのです。

ですから、肌の状態に合わせてシーズンごとに洗顔料を見直し、朝起きたときのコンディションで選ぶためにいくつかタイプの違うものをそろえておくのが◎。コンビネーションスキンの人はとくに使い分けをして、肌コンディションを整えていきましょう。

よく泡立つかどうかは使ってみなければわかりませんが、しっかり泡立てて使用します。

泡立ちが十分でないなら、「泡立てネット」を利用するか、泡で出てくるタイプの洗顔料を選んでください。

肌への刺激			肌質との相性
弱め	石けんタイプ	**すっきりした洗い上がり** 適度な洗浄力ですっきり洗い上がるので、どんな肌タイプの人にも向いている。泡立ちもよい。	オールタイプOK
	フォームタイプ	**洗い上がりの感触で選べる** しっとりからさっぱりまで、洗い上がりの希望で選べるので、どんな肌タイプの人もOK。	オールタイプOK
強め	リキッドタイプ	**扱いやすさは抜群** 油分を残さず洗い上げるタイプが多いものの、中には肌への刺激が強いものも。肌の弱い人は注意を。	ほぼオールタイプOK
	ムースタイプ	**手軽で健康肌さん向き** 泡立てる必要がないので手軽さ抜群。ただし水分が多く、界面活性剤も多く含むので刺激は強め。	肌の弱い人にはNG
	粉末(酵素)タイプ	**余分な角質もオフできる** 酵素の力で汚れを落とすものが主流。酵素の種類によりピーリング作用が強く、乾燥をまねくことも。	乾燥肌にはNG

洗顔

① 38℃程度のぬるま湯で顔をすすいでおく。

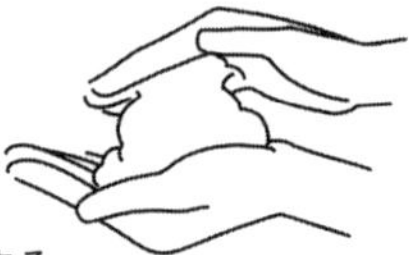

② 空気をたっぷり含んでいて、
押してもつぶれない程度の弾力感のある
十分な泡(直径5センチの球程度)を準備する。

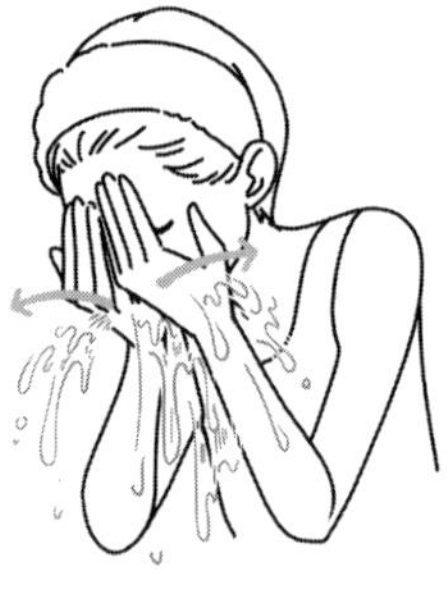

③ 泡を顔全体に広げ、
泡を転がして
汚れを包み込む。

④ 手は縦で、顔の内から外にすすぐ。
フェイスラインも入念に。

⑤ 手を横にし、額や生え際、あご下などを入念にすすぐ。

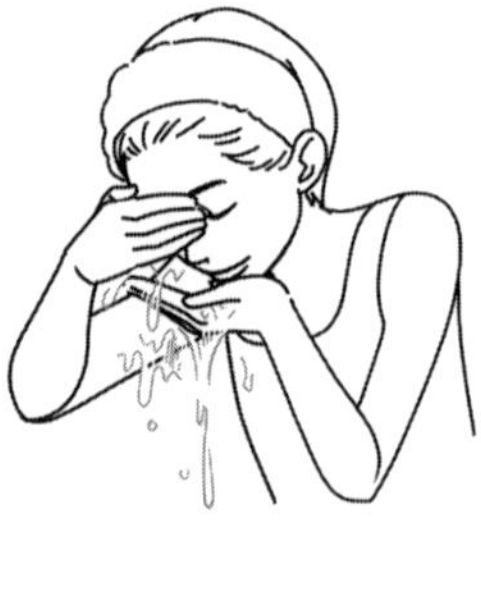

⑥ タオルで肌を
押さえるようにして、
やさしく水気を拭き取る
(ゴシゴシNG)。

●スキンケア用品の効果的なつけ方

洗顔の後、水分や目的別の美容成分、水分保持能力を守る油分などを補うスキンケア用品を効果的につける、つけ方をご紹介します。

「手当て」という言葉があるとおり、ご自分の手にとったスキンケア用品をやさしく肌になじませていく行為は、心身の癒しになるもの。せっかくならこのひとき、ほかのことから離れて、リラックスをし、集中して肌をねぎらってください。

・化粧水

化粧水は、角層を柔軟にして、水分を補うためにつけます。

角層にあるNMF（天然保湿因子）は、洗顔で流失しやすいので、化粧品の中では分子量がいちばん小さく、肌に浸透しやすい化粧水で水分を入れるのです。

清潔好きな人が多いからでしょうか。さっぱり洗い上げた後、なにかをつけることに抵抗感を示す人もいますが、先にも述べたとおり、日本人の角層は薄く、欧米人の約2／3しか厚みがなく、とても乾燥しやすいのです。

乾燥はバリア機能の低下をまねく、最たる原因！　好みはさておき、すこやかさのためのスキンケアなので、必ず「保湿」のステップを踏みましょう。

角層がうるおい、柔軟になると、キメが整い、次に使う美容液などの浸透も高まります。

つけ方は、500円硬貨大を手のひらにとり、顔の中央から外側へまんべんなくなじませます。水っぽい製品なら半分の量ずつ、2回に分けてなじませてください。

すべての化粧品に共通することですが、本当にやさしく、手を当てましょう。肌が動くほど力を入れてはいけません。

手のひらでやさしく肌を押さえ、化粧水を肌の奥に入れます。最後に、手のひらで化粧水を押し込む「ハンドプレス」で、さらに奥へ！

なお、コットンを使って化粧水をつける場合、化粧水の量が少ないとコットンで肌をこすってしまうので、コットンがひたひたになる程度、たっぷり含ませて

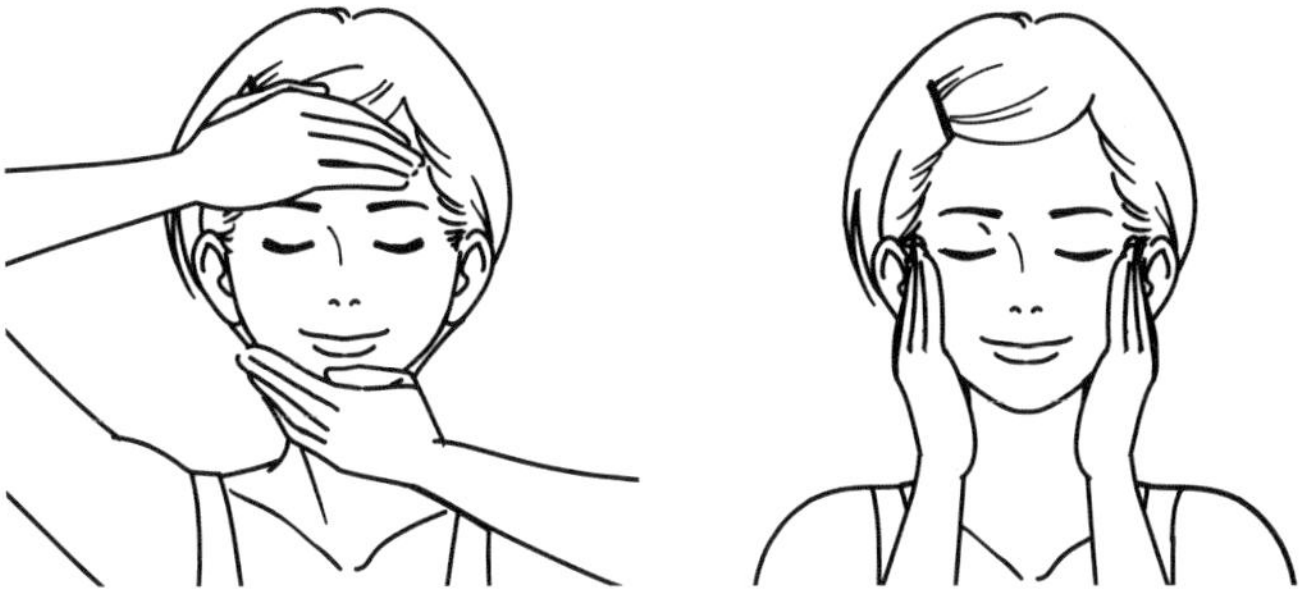

化粧水を顔全体になじませた後、
手のひらで頬・額・まぶた・鼻筋・フェイスラインを順に覆ってプレスしていきます。
それぞれ、約10秒ずつ手のひらを密着させ、やさしく押さえましょう。
小鼻や目元、口元などの細かい部分は、指先でそっとプレスしてください。

使いましょう。

化粧水がしっかり浸透してから、次のステップ、美容液へ進みます。

・美容液

保湿力アップや美白、アンチエイジング機能をもつ有効成分が含まれている美容液は、近年、めざましく高機能化されていて、スキンケアの強い味方です。

20代までは、とくに肌の悩みがなければ省いてもOK。ただし、それ以上の年代の人はなにかターゲットを決めて、お手入れに加えましょう。

シートマスクを利用するのもいいでしょう。ただし、長く肌にのせすぎると、シートが乾いて、せっかく肌に浸透させた成分がシートに戻ってしまいます。製品に明記されている利用時間を守りましょう。化粧水をコットンマスクにしみ込ませて使う場合も同様です。

効果的に美容液を使うコツは、まず保水、美白、シワ、くま、毛穴、ニキビ・吹き出物、たるみ、くすみなどから自分で集中ケアしたいテーマをひとつ選び、その効能が明示されている製品を選ぶこと。悩みが多いときには、まず解消したいふたつまでに絞ります。

利用し始め、目立った肌トラブルがなければ「最低1か月」は使い続けてみて、効果を見ましょう。

2種類の美容液を使うときは、テクスチャー（肌ざわり・質感）の軽いものを先につけ、重いものを後につけると、ふたつめの美容液も肌に浸透します。

また成分によっては紫外線と反応するものもあり、〝夜用〟などと使用法が明示されているものがありますので、必ず確認し、使用法を守ってください。

そして**美容液でお手入れを終えないこと**も大切です。美容液は目的別に設計されていて高機能ですが、乳液・クリームのように肌を保護する効果はないものが多いです。保湿目的の美容液を使った後でも、次項で紹介する**乳液・クリームで肌を保護**してください。

美容液の効果的なつけ方は、適量よりやや多め（10円硬貨大）を手のひらにとり、両手全体に広げ、顔の中央から外へ、顔全体になじませます。最後にハンドプレスでより浸透させましょう！　美容液がしっかり浸透してから、次のステップ、乳液・クリームへ進みます。

・乳液・クリーム

スキンケアの最後、乳液・クリームは、水分や美容成分を逃さないフタの役目でつけます。乳液とクリームの違いは、水分と油分の構成バランスですから、みずみずしい感触に仕上げたいなら乳液を、加齢により皮脂分泌量が低下しているならクリームを選ぶとよいでしょう。硬めのクリームの場合は、両手ではさむようにして温め、ゆるませて使用します。

コンビネーションスキンの人は、顔全体を保湿した後、乳液やクリームは乾く部分だけに塗ってください。

つけ方は、10円硬貨大を手のひらにとり、両手全体に広げ、顔の中央から外へ、顔全体になじませます。目元や口元などかさつきやすい部分は重ねづけをし、最後に首元まで上から下へ、なでるようにして伸ばします。

乳液・クリームがしっかり浸透したら、朝のスキンケアであれば次のステップ、UVケア製品へ進みます。

・UVケア製品

光老化を防ぐために欠かせないことは、「日焼け止め」を塗ることです。すでにご存じの人もここでUVケア製品の表示についておさらいしておきましょう。

SPFの表示は、メラニンを増やすUV-Bを防ぐ指標です。「50+」などの表示を見ると、効果が50時間もつのかと思いがちかもしれませんが、それは間違いです。

この数値は、**「塗らなかったときより50倍のUV-Bを浴びてから日焼けが始**

まる」という意味で、ちょっとわかりにくいものなのです。

もう1つの表示、＋の数で示されるPAも同じで、こちらはUV‐Aを防ぐ指標です。

SPFもPA（＋）も数が多いほど、効果が高いことを示していますが、紫外線の量は気象の影響でころころ変わり、**UVケア製品は汗で流れるので、2〜3時間ごとに塗り直しを！** これはウォータープルーフタイプの製品も同じです。

顔では両頬など〝高い〟部分が焼けやすいので、入念に！ そのほか手や腕、首（後ろも！）なども製品の推奨する量をしっかり塗りましょう。

そして、**UVケアは夏だけのことではありません**。紫外線は4月頃から10月頃までとくに量が多いものの、それ以外の時期も降り注ぎます。通年ケアが必要です！

●ボディケアの注意点

頭皮と毛髪、体のケアについて注意点をまとめます。

・頭皮と毛髪のセルフケア

後ほど詳しくご紹介しますが、私が「ウォブ クリニック中目黒」を開設した2007年頃はちょうど女性の抜け毛、薄毛の悩みがクローズアップされ始めていました。以来、脱毛や育毛に関する悩みをもつ患者さんも多く、頭皮と毛髪のセルフケアについては、よく相談を受けます。

本項では患者さんにもお伝えしていることをご紹介しましょう。抜け毛、薄毛についてはⅠ71ページも参考にしてください。

何といっても大切なことは、とくに肌トラブルを感じていないときに、自分の頭皮をよく見ておくことです。頭皮はすこやかな髪の土壌です。しかし顔の肌と違い、意識して見ないと、見る機会がありません。

しかし、抜け毛や薄毛の前に、頭皮に「赤み」「フケの増加（脂漏性《しろうせい》皮膚炎）」などの異常が起き、サインが出ていることが多いです。すこやかな状態を知らなければ、異常が起きていてもわかりませんから、日頃から気にかけておくことが大切なのです。

そして、すこやかな髪を守るには就寝前のシャンプーで「リフレッシュ」して眠ることも大事です。

肌同様、頭皮と髪も紫外線、スタイリング材やパーマ、カラー、ドライヤーの熱などさまざまな刺激でダメージを受けているので、ケア&休息が必要なのです。

ヘアケア製品は頭皮の状態に合わせて選び、たとえば頭皮が乾燥しているなら、洗浄力が強い製品は避け、刺激から守りましょう。

シャンプー前には必ずブラッシングをして、頭皮の血行を促し、髪についた汚れを落としておきます。するとシャンプーの泡立ちがよくなって、髪にかかる摩擦の負担が軽減されます。ブラシの先端が丸く、クッション性があるブラシを頭皮に当て、根元から毛先に向かって、全体で2~3分はとかしましょう。

シャンプーをつける前に、頭皮と髪を38℃程度のぬるま湯でしっかり濡らし、十分に予洗《よあら》いします。それからよく泡立てたシャンプーを頭皮にのせ、指の腹や手のひらで頭皮をもみ、動かすように洗います。

すすぎは入念に。シャンプーやトリートメントが頭皮や髪に残っていると、毛穴に詰まって肌トラブルやベタつきの原因になります。とくにフェイスラインや耳のまわり、襟足などはよくすすいでください。

洗い流さないタイプのヘアケア製品は肌や髪の負担になりやすいのです。ケア剤というより、スタイリング剤ととらえて、「洗い流して眠る」を基本にしましょう。

洗い上げた髪はキューティクルが開いていて摩擦で傷みやすく、頭皮が濡れたままだと雑菌が繁殖しやすいので、なるべく早めに乾かしてください。乾かすときにも、頭皮や髪を傷めないように注意を!

ショートカット以外の人の場合、まず髪をタオルではさむようにして水気をとります。こすったり、絞ったりしないでください。

続いて、この先はどんな長さの人も同じです。頭にタオルをかぶせ、頭皮を指でもむようにして髪の根元の水気をとります。このときも爪を立てたり、頭皮をこすらないように!

ドライヤーは毛量が多く、乾きにくい後頭部の頭皮から風を当てて乾かします。

からまっていても無理にクシやブラシでほぐさず、手ぐしで直しましょう。

次に、濡れているうちに前髪にドライヤーをかけ、生えグセをカバー。その後はまだ乾いていない部分を、やはり根元に風を当てて乾かします。ドライヤーを振り、風が1カ所に集中的に当たらないように気をつけてください。

最後に冷風を頭頂部から下向きに当て、熱をとります。髪や頭皮が引き締まり、キューティクルが整って、ツヤが出ます。

・ボディケアで清潔&保湿

一方、ボディケアで注意したいことは、清潔好きが高じて、洗いすぎないことです。

洗いすぎは肌にとって刺激（ストレス）となり、皮膚のバリア機能を低下させます。バリア機能が低下しているとき、さらに刺激を続けると、アレルギー性の病気や炎症をまねくこともあります。

なにかとくに汚れるようなことがなかった日なら、体はぬるま湯で流し洗いするだけでも、十分清潔が保てます。毎日、石けんやボディーシャンプーを使って洗い、肌が乾燥するようなら、間を置きましょう。

体臭が気になるなら、アポクリン汗腺があるわきの下、乳輪と乳頭、おへそ、外性器を石けんなどの泡でやさしく洗うなどすればよいでしょう。

洗い上がりの肌がつっぱっていたり、乾燥していたりしたら、保湿ケアを。基本的な考え方は顔の肌と同様で、水分と、水分を保護する油分が全身の肌の健康を守ります。

ただし、全身の肌の角質や皮脂量はまったく均一というわけではありませんね。たとえば背中の上のほうは角質が厚く、皮脂も多いですが、足は角質が厚くても皮脂は少ないでしょう。肌荒れがあったら、その部分の本来のデリケートさを加味して、保護しながら清潔に保つ工夫をしてください。


また、最近は鼻腔内洗浄など粘膜の洗浄をする人が増えています。

しかし、先にも述べたとおり、粘膜は外敵の侵入を食い止め、粘液で押し出す「免疫最前線部隊」です。アレルギー症状を例にとれば、抗原を追い出すために鼻水やくしゃみが出ます。頻発すると、生活に支障をきたすので、薬で抑えますが、この自浄作用の反応を薬だけで抑えるのは、体の自ら治ろうとする力を弱める可能性もあります。そこで抗原との接触を含め、生活の見直しが必要になるのです。

ましてや、機能を果たすため湿潤している粘膜を「洗う」のは、基本的には避けたいこと。反応が激しいときに限って利用するのはやむを得ないですが、人間が考える清浄を保とうとしすぎると、自浄作用のはたらきを弱めて、免疫獲得を遅らせてしまうこともあります。

なお、手指の消毒も同じで、やりすぎに注意が必要です。

コロナ禍、手指消毒のやりすぎで、肌のバリア機能を落としてしまった人も多くいました。手荒れが起きていて、バリア機能が低下していても、感染予防のために消毒する、というのはナンセンスです。消毒が刺激になり、肌の状態を悪化させ、よりウイルス感染のリスクを高めてしまいます。

手洗いと、手洗い後の保湿、保護を徹底してバリア機能を保ち、消毒しすぎないことが、ウイルスなどからの感染予防として有効です。

ボディケアの注意のポイント

アポクリン汗腺がある部位、発達した皮脂腺が多数集まった部位(脂漏部位)、皮膚が厚い部位と薄い部位は次のとおりです。

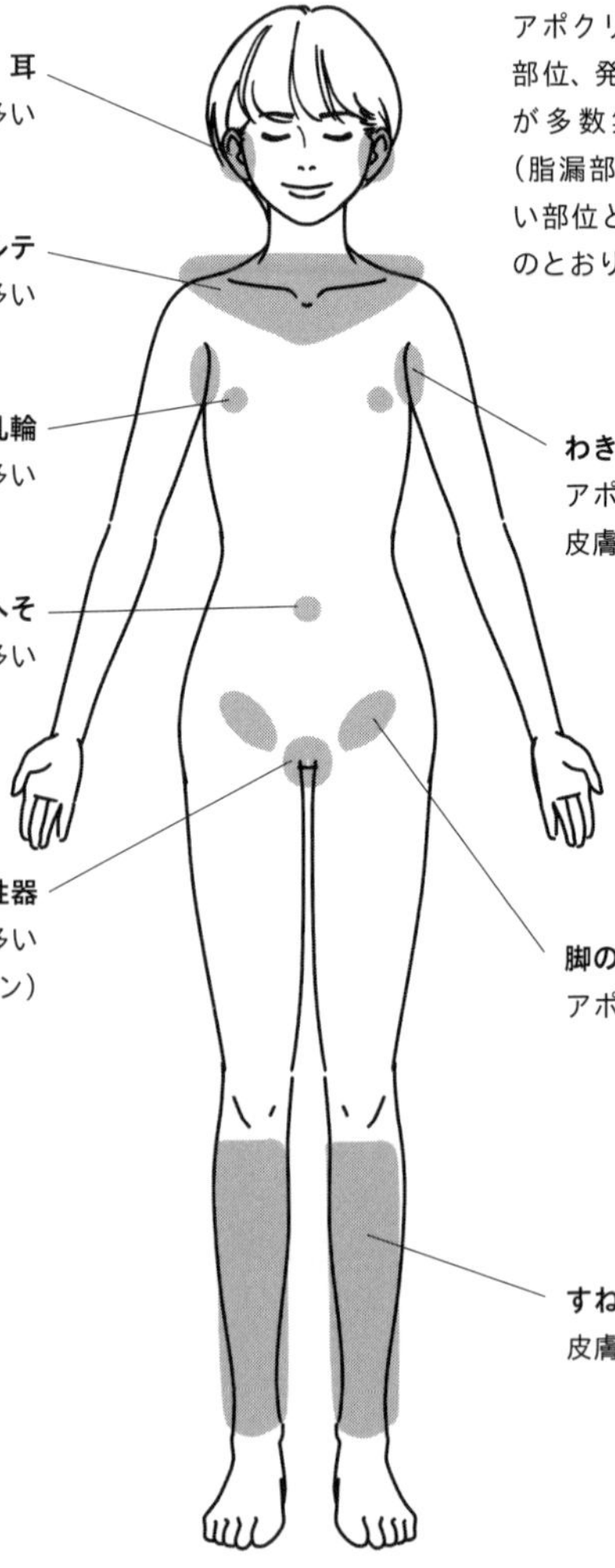

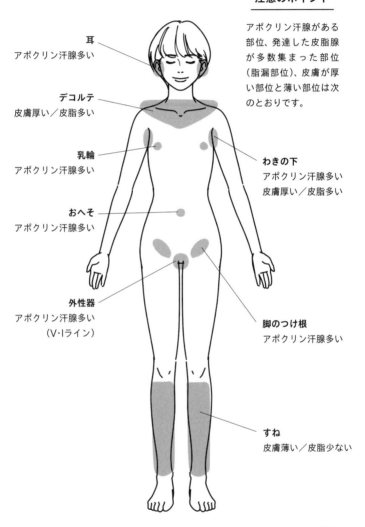

第**2**章

超健康な肌をめざす
ベーシックスキンケア

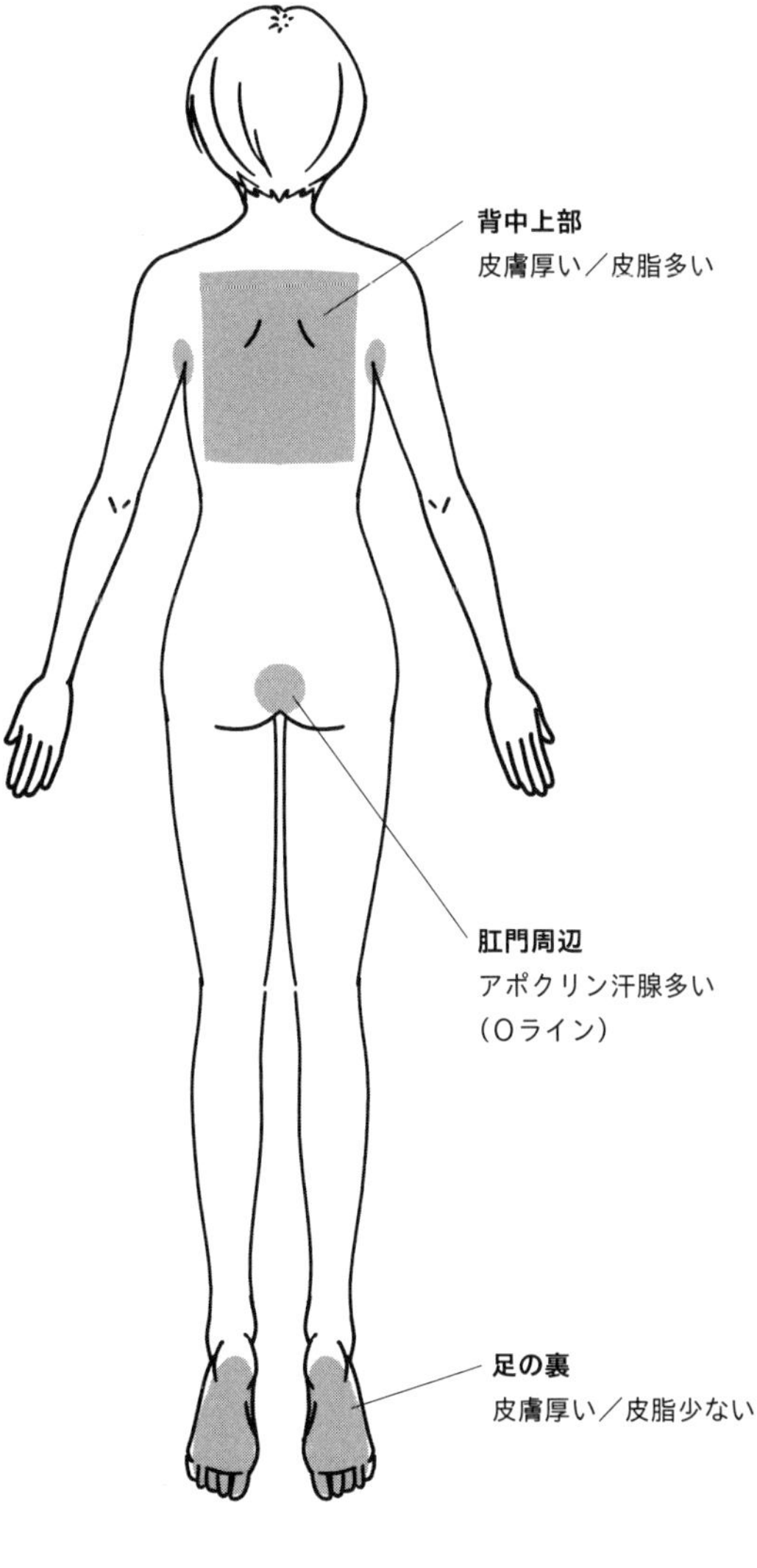

第3章

よくある肌トラブル別
リセット HOW TO

トラブルやエイジングサインに手を打とう!

●心配な症状があったら早めの相談を

この章では肌のトラブルやエイジングサインに気づいたとき、どのような対処ができるか、予防法と合わせてご紹介します。

トラブルの場合、症状が数日間続いたり、症状に適した市販薬を使ったりしてみても効果が感じられないときは、**基本的には皮膚科を受診**して、原因をはっきりさせたうえで、治療やスキンケアをしましょう。

どのようなトラブルにおいても症状が改善しない場合、悪化する状態を放置して様子を見るより、受診したほうが回復は早いです。またひとつの目安ですが、肌のトラブル症状が急速に変化する場合は、より深刻な病気の可能性もあるので、早めの受診が賢明です。

一方、たとえばニキビややけどのあとの改善や、エイジングサインの軽減、アンチエイジング療法など、主に「見た目」の美しさの回復を希望するときは、美容皮膚科が相談にのることができます。

「見た目」というのは、社会生活を営み、他者と自己を分けて認識し、他者と関わり合う人間にとって実はとても人切です。進化の過程で、ヒトの顔からは毛がなくなり、肌が露出しました。

つまり、「自己」の最前線にあるのが素肌です！

美しさの基準は人それぞれだと思いますが、自分にとって不安や不快な問題がない、自信がもてる肌状態を保つ意味は大きいのです。セルフケアとともに、皮膚科や美容皮膚科の診療についてもいくらか知識をもっておくと、困った際の選択肢が多くなり、安心です。

なお、皮膚科で病気と診断されたトラブルの治療は医療保険の適用となります。

ただし、症状を速やかに治すことが目的なので、治療後の肌への美容的なケアはありません。一部、自費でケアが受けられる場合もあります。

一方、美容皮膚科はトラブルの治療だけでなく、美容的な回復も支援します。クリニックにより、治療の内容に応じて医療保険適用となる場合（美容目的の治療は適用外）と、完全自費診療の場合があります。

余談ですが、日本は自分で医療機関を選んで受診することができ、保険適用の標準治療はどこの医療機関で受けても、治療費がほぼ同額です。

しかし、海外はそうではありません。イギリスではまず家庭医が診察し、必要に応じて専門医療につなぎます。自分で医療機関や医師を選ぶ自由診療は高額です。アメリカは加入している保険により、選択できる医療がほぼ決まっていたり、高名な医師の治療は高い反面、研修医の治療は無料だったり、独自のシステムがあります。合理的ですが、日本のような自由さはありません。

日本は「国民皆保険」という制度のもと、誰もが医療費は一定で、即座に医療が受けられます。素晴らしい医療体制です。

ニキビ・吹き出物

**どちらも毛穴の皮脂・角質詰まりが原因
青春のシンボルとは限らない慢性炎症**

なぜ・なに？　ニキビ・吹き出物

皮脂分泌が活発な若い人のTゾーンに出ることが多い「ニキビ」と、大人世代のUゾーンに出やすい吹き出物。基本的には同じものです。

「角質がたまる＋過剰な皮脂＋C.acnes（皮膚の常在菌《じょうざいきん》のひとつ、通称ニキビ菌）」がそろうとニキビになります。ストレスや睡眠不足、食生活の乱れなども影響して、発症しやすくなります。皮膚科では「尋常性《じんじょうせい》痤瘡《ざそう》」と診断名がつく疾患です。

「角質がたまる＋過剰な皮脂＋炎症」は互いに悪化要因となって慢性炎症や炎症の拡大、ニキビあとといった重症化を起こしますが、最近はニキビケアや治療法が周知され、重症化する人は少なくなっていると感じています。

症状

初期段階には毛穴の中で炎症はなく、角栓が毛穴をふさぐと肌表面に面皰《めんぽう》ができ、ブツブツしてきます（白ニキビ）。増えた皮脂が毛穴を押し広げ、これに汚れが混ざって酸化すると、黒ニキビになります（これも非炎症性）。

悪化するとニキビ菌が増殖し、毛穴の中で炎症が起こります。この炎症は、ニキビ菌を攻撃する皮膚の免疫反応です（赤ニキビ）。

ニキビ菌と闘った白血球の残骸は黄色いうみになり、膿疱《のうほう》が大きくなると黄ニキビに。毛穴の壁（毛包壁）を破って、周囲にも炎症を広げ、真皮まで凹んだクレーター状のニキビあとを残してしまうことがあります。

セルフケア&予防

・予防

ニキビ適用のスキンケア製品でニキビ菌量のコントロール、殺菌、角質の柔軟性アップ、皮脂コントロールを。脂質代謝を促し、肌荒れを防ぐビタミンB2、B6のサプリ活用も◎。

白ニキビ

悪化させないために肌の清潔を守って！ピーリング効果がある洗顔料でやさしく角質オフを（ドライスキンタイプはニキビ部だけでOK）。

黒ニキビ

清潔＆角質オフ＋酸化予防。そして毛穴を引き締めるはたらきがあるビタミンC入り化粧品の活用を。

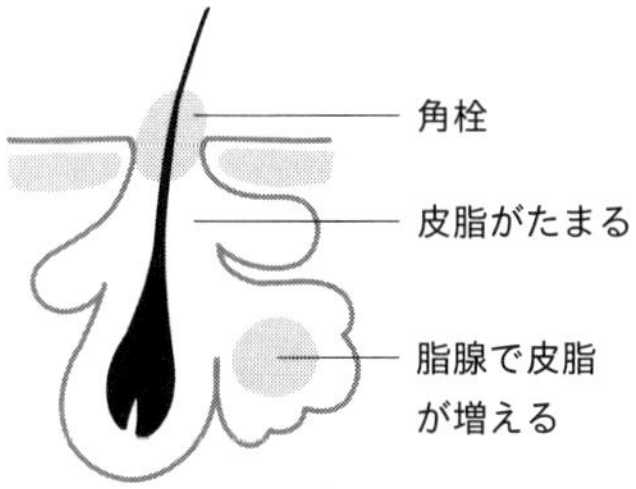

赤ニキビ

ニキビ菌は空気を嫌い、皮脂をエサに増える。この間は肌を清潔に保ち、ファンデーションでは覆わず、ニキビをこすったり、潰したりしない。炎症が強かったら皮膚科治療のタイミング！

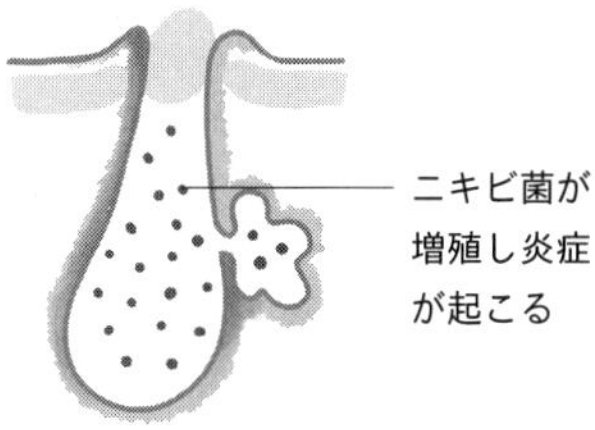

黄ニキビ

うみが出るまでは「赤ニキビ」と同様に対処。うみが出たら、色素沈着には美白ケア、凹みはピーリングやレチノール入り化粧品でケア。深いニキビあとは美容皮膚科に相談を。

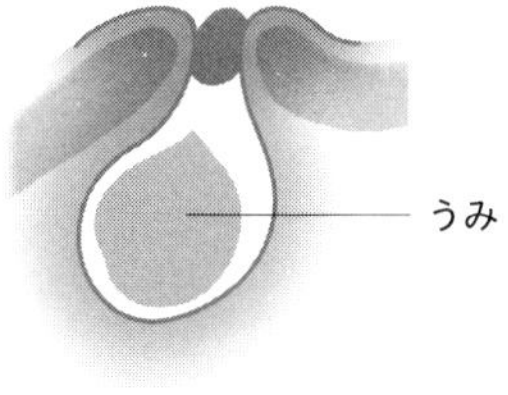

皮膚科の治療法例

ニキビ部分への治療は外用薬（抗菌薬等）のほか、面皰の圧出、ケミカルピーリング（自費診療、詳細次項参照）。全身療法としては内服薬（抗菌薬）。ニキビを悪化させないスキンケアやメイクアップの生活指導があります。

美容皮膚科の〈ニキビ〉治療法例

・ケミカルピーリング

グリコール酸やサリチル酸などの薬品を皮膚に塗り、主に角層や表皮顆粒層をはがすことで皮膚の再生を促す治療法。ニキビ治療のほか、ニキビあとの改善、小ジワ、くすみ、シミ、色素沈着の治療にも用いる治療法です。

ウォブ クリニック中目黒では数種類のケミカルピーリング液の中から肌の状態にあったものを提案し、ケミカルピーリングで肌を柔らかくしてから皮脂吸引・角質除去も行っています。皮膚の超音波洗浄を組み合わせることもあります。

・その他
C.acnesを破壊する「LED照射」、肌のコンディションを上げるビタミンやプラセンタ配合薬剤を用いる「ニキビスペシャル注射・点滴」など。

美容皮膚科の〈ニキビあと〉治療法例

・フラクショナル炭酸ガスレーザー治療
フラクショナル炭酸ガスレーザーをにきびあとに照射し、ミクロの孔《あな》を開け、孔の周りに発生する熱の作用で皮膚を収縮させ、新しいコラーゲンの生成を促します。

毛穴を目立たなくする治療のほか、外科手術をせずに目元のたるみ・シワ、眼瞼下垂を改善する治療にも用いられる治療法です。

ウォブ クリニック中目黒ではフラクショナル炭酸ガスレーザー（マドンナリフト）照射後、細胞の生まれ変わりを促進するたんぱく質GF（細胞増殖因子）を塗布し、肌細胞の生まれ変わりのスピードと質を高めています。

・その他
肌本来の治癒力を利用して細胞再生を促す「ダーマペン×ウーバーピール」、生理活性たんぱく質で細胞を若返らせる「ヒト幹細胞培養上清液導入」など。

ワンポイント

皮膚の変化には、老化で首に出るイボ（アクロコルドン、良性腫瘍）もあれば、皮膚がんの前段階で出る発疹のような変化も。どのような変化も、急速に数が増えたり、大きくなったら皮膚科専門医の診察を受けましょう！

乾燥

とくに乾燥しやすい日本人の肌
肌の状態が安定しない「敏感肌」悩みも多い

なぜ・なに？ 乾燥

肌が乾燥してしまう主な原因は「加齢」のほか、「洗いすぎ」「日焼け」「保湿ケア不足」「栄養不足」「刺激の強いスキンケア」「花粉症などのアレルギー」「外気の乾燥」です。

先述のとおり、日本人の角層は薄いため、もともと水分を抱え込む層が薄いということで、比較的、乾燥しやすいこともあります。

そして肌は季節によって状態が変わるものではありますが、変化が激しく、肌の状態が季節に関わらず安定しないことから「敏感肌」を自覚する人も増え、そのほとんどが乾燥で悩んでいます。またコロナ禍からマスクの影響による肌のバリア機能低下で、乾燥を自覚する人も増えています。

赤くなり、かゆみを伴うほど重症化したら、皮膚科で治療を受けるか、美容皮膚科に相談しましょう。

セルフケア&予防

正しい保湿ケアは、保湿成分を肌に入れ、油分で閉じ込めることです。保湿成分としては「セラミド」(細胞間脂質)や「アミノ酸」「ヒアルロン酸」(天然保湿因子)、油分としては「ワセリン」や「ミネラルオイル」を補い、とくに乾燥が激しいときは通常よりスキンケア製品をたっぷり使用してください。化粧水がしみるほどのかさかさ肌なら、スキンケアを一旦休み、ワセリンをたっぷり塗って肌を守りましょう。

そして、ぜひ食生活を見直し、肌に必要な栄養を過不足なくとりましょう。肌をうるおわせる細胞間脂質の〝材料〟となるのは青魚などに多い必須脂肪酸、天然保湿因子の材料はたんぱく質(アミノ酸)。それら栄養素の吸収力をアップし、栄養として役立てるためにビタミンやミネラルなども必要です。「美肌になる栄養」を少し意識したメニューをおいしくいただきながら、素肌力がアップしていくイメージをふくらませて、食事を2倍楽しんで!

そして、熱中症予防で夏場に水分補給を心がけるように、肌の乾燥予防で冬場、肌のためにコップ1杯分プラスの水分補給をしましょう!

皮膚科の〈乾皮症〉治療法例

皮脂や汗の分泌が減少し、肌のバリア機能が低下し、かゆみを伴う「乾皮《かんぴ》症《しょう》」は高齢の人が冬場に起こすことが多い皮膚疾患です。悪化して患部が赤くなり、湿疹が出ると「皮脂欠乏性湿疹」と診断されます。

治療は、乾皮症では油分の塗布と生活指導、湿疹に対してはステロイド外用、抗ヒスタミン薬の内服が標準的です。

美容皮膚科の治療法例

肌の状態により水分を補うべきか、油分を補うべきか、両方とも必要か、より積極的なエイジングケアが必要かなどを見極めて治療法を提案します。

ウォブ クリニック中目黒では乾燥やバリア機能の低下が見られる敏感肌の治療として主に以下を提案しています。

・WINDSCELL（ウィンセル）導入治療

超微細な水粒子を肌に触れることなく有効成分とともに角質層に届けます。有効成分とは私が監修した「ヒト脂肪由来幹細胞培養上清液」「高濃度の中性ビタミンVC25」の2種類あり、肌の状態やケアの目的により選択できます。

目にも見えないほど小さい（約1・4〜1・5ナノメートル）水粒子を放出する技術は日本発の世界が注目する最先端テクノロジー。機器の前に20分座っているだけで、肌の内側に水分がたまり、有効成分が導入されます。

・その他

保湿目的の「ヒアルロン酸注射」、肌質改善をねらう「ヒト胎盤抽出のプラセンタ注射・点滴」、生理活性たんぱく質で細胞を若返らせる「ヒト幹細胞培養上清液点滴」など。

ワンポイント

肌に水分を導入するスチーマーは家庭用もあり、化粧前に利用するとお化粧のりは良くなります。ただし効果は一時的。使用後、乳液やクリームなどでの保湿ケアをお忘れなく！

毛穴が目立つ

**原因別に4タイプある毛穴の悩み
的を射たケアで美肌をめざそう！**

なぜ・なに？　毛穴が目立つ

毛穴が目立つのは次の4タイプあり、それぞれ原因が違うので、原因別対処が必要なトラブルです。毛穴のタイプは、できやすい部位も異なります。

セルフケア&予防

・開き毛穴タイプ
洗顔を見直して、過剰な皮脂を取り除き、定期的なピーリングでターンオーバーとコラーゲン生成を促し、真皮から立て直しを。日中はあぶらとり紙を利用して皮脂オフも！

・黒ずみ毛穴タイプ
皮脂や黒ずみをすっきり洗い流す洗顔に変更を。皮脂や黒ずみを吸着する

毛穴のタイプとできやすい部位

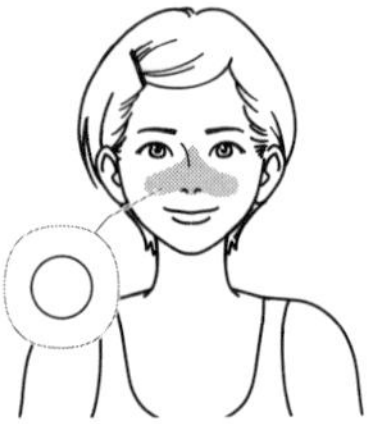

開き毛穴タイプ

皮脂の分泌量が多く、毛穴が開いてしまう。起床時、肌がベタついていて、日中もテカリやすく、お化粧も崩れやすい。

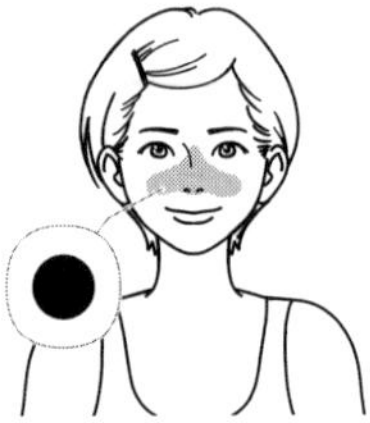

黒ずみ毛穴タイプ

毛穴にたまった皮脂が酸化して黒ずむ。洗顔やクレンジングケアを忘れがち。肌がざらつきやすく、ニキビができやすい。

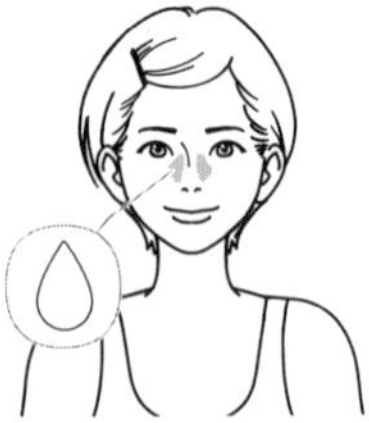

たるみ毛穴タイプ

加齢により肌がたるみ、毛穴もたるむ。30代以上に多く、とくに頬の毛穴が目立つ。肌のハリや弾力低下のエイジングサインが出ている。

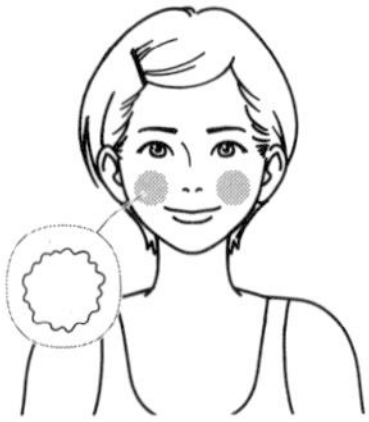

乾燥毛穴タイプ

乾燥によって肌がしぼみ、毛穴の影が黒っぽく見える。洗顔すると肌がつっぱることが多く、キメが乱れている。夏以上に冬に毛穴が目立つ。

クレイ（泥）や酵素入りマスク、ピーリングも。ただし、指で押し出すなど手荒な行為は逆効果に！　脂質代謝を促すビタミンB2、B6、抗酸化ビタミンＡＣＥも十分にとって。136ページ、「ニキビ」のセルフケア&予防も参考に！

・たるみ毛穴タイプ
157ページ、「たるみ」のセルフケア&予防を参照。

・乾燥毛穴タイプ
142ページ、「乾燥」のセルフケア&予防を参照。

美容皮膚科の治療法例

毛穴をなくすことはできませんが、目立たなくすることはできます。毛穴タイプを見極め最適な治療をご提案します。セルフケアでは限界のある毛穴の開き、たるみの改善をめざす治療法もあります。

ウォブ クリニック中目黒では全タイプに有効な治療法としては主に以下を提案しています。

・フラクショナル炭酸ガスレーザー（マドンナリフト）治療（139ページ参照）

・モチーフIR治療

ダイオードレーザーと高周波（RF）のコンビネーション治療です。火傷や痛みなどのリスクを抑えながら、安全に照射エネルギーを高め、肌深部のコラーゲン、エラスチン生成を強力に促します。シワの改善や、たるみの引き締めでも使われる治療法です。

・その他

肌本来の治癒力を利用して細胞再生を促す「ダーマペン」、ケミカル・カーボン・レーザーでのピーリング＋アミノ酸グリシルグリシン導入を行う「毛穴スペシャルトリートメント」など。

ワンポイント

毛穴で悩む人は多く、大きなストレスとなることも珍しくありません。そのような場合はぜひ思い切ってプロに相談し、ストレスも一緒に解消を！

シワ

乾燥以外にも原因あり！
3タイプ別、シワを深めないケアを

なぜ・なに？　シワ

シワは皮膚が薄くてよく動く部分にできやすいもの。シワも3つの原因から3タイプに分かれます。

セルフケア&予防

・小ジワタイプ
保湿ケアで予防・改善可能。気になる部分には、コラーゲン生成を促す抗酸化物質のレチノール配合クリームでプラスケアを！

・表情ジワタイプ
顔の筋肉が動くことで長年かけて刻まれる表情ジワをセルフケアで予防・改善することは難しいです。基本のスキンケアを続け、できてしまったシワ

シワの種類

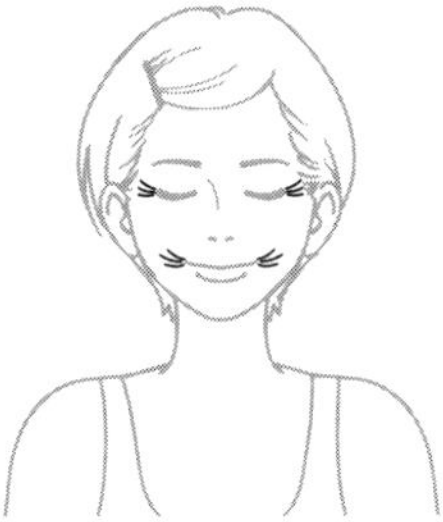

小ジワ

浅く細かいシワ。原因は乾燥や、加齢によって角層がしぼむこと。

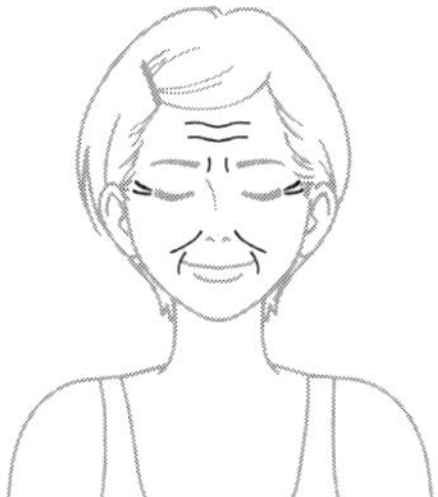

表情ジワ

肌のハリや弾力を失うと表情とともに出るシワが戻らず定着する。

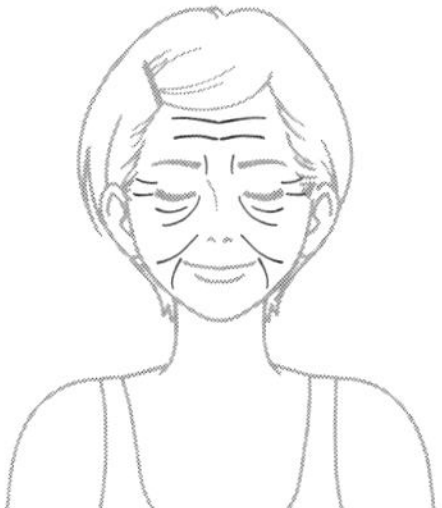

加齢ジワ

真皮のコラーゲンやエラスチンの老化で、細胞がもろく、壊れやすくなり、深いシワが刻まれる。

の改善を望むなら美容皮膚科に相談を。

・加齢ジワタイプ

「肌の健康を脅かす内的要因・外的要因」（95ページ）の影響を減らし、基本のスキンケアの継続で素肌力を保つのが予防。

セルフケアでは、保湿成分のセラミドの生成を促すナイアシンアミドや、コラーゲン生成を促す抗酸化成分（ビタミンC、レチノール入り、など）配合のスキンケア製品を利用し、角質オフのピーリングを行うとシワの軽減に。

ピーリングは美容皮膚科で行うなら月1回程度、セルフケアの場合は製品の使用説明書に書かれている頻度で行ってください。

美容皮膚科の治療法例

シワのタイプやケアの目的により最適な治療をご提案します。シワなどエイジングサインの改善をめざす治療法はたくさんあり、日々進化しています。

ウォブ クリニック中目黒ではシワの治療法としては主に以下を提案して

います。

・ボトックス注射治療

表情ジワに向く治療法です。ボツリヌス菌から抽出した成分をシワの周りに注射、筋肉のはたらきを抑え、表情のクセを出にくくし、シワを伸ばします。個人差はありますが、効果は約3か月～半年。定期的な治療が必要です。

・ヒアルロン酸注入治療

深いシワに保水力の高いヒアルロン酸を注入し、シワの凹みを改善。シワは注入直後から目立ちにくくなります。保水力のはたらきでハリや弾力も回復します。

別に、たるみをつくる複数の原因箇所にヒアルロン酸を注入する「ヒアルロン酸リフト」もあります。

・その他
「サーマクールＣＰＴ」（１５９ページ）、「モチーフＩＲ」（１４８ページ）など。

ワンポイント

女性ホルモン（エストロゲン）は真皮のコラーゲン生成を促すはたらきをします。加齢ジワ予防には女性ホルモンと似たはたらきをする大豆イソフラブンを含む大豆製品（豆腐、納豆など）を毎日食べるのも有効！

たるみ

**ハリを失うと現れる老化現象
「老け顔」印象を食い止めるケアを！**

なぜ・なに？　たるみ

肌が重力に抗いきれず、たれ下がってしまうのがたるみ。原因は重力と加齢のほか、乾燥、紫外線、ダイエット、表情グセや噛みグセ、マッサージのやりすぎ（マッサージ器の使いすぎ）などです。

このような生活の中の原因が重なって、真皮の線維芽細胞の生成が低下し、肌のハリを保つコラーゲンやエラスチンが減少したり、老化で表皮と真皮の結びつきが弱くなったりして、たるんでしまうのです。体同様、加齢によって顔の骨が萎縮、筋肉量が減少し、肌を支える力が低下することもたるみをまねきます。

起こりやすい場所は目の下、ほうれい線、ゴルゴライン、マリオネットライン、毛穴、二重あご、フェイスラインです。

肌がたるみやすいところ

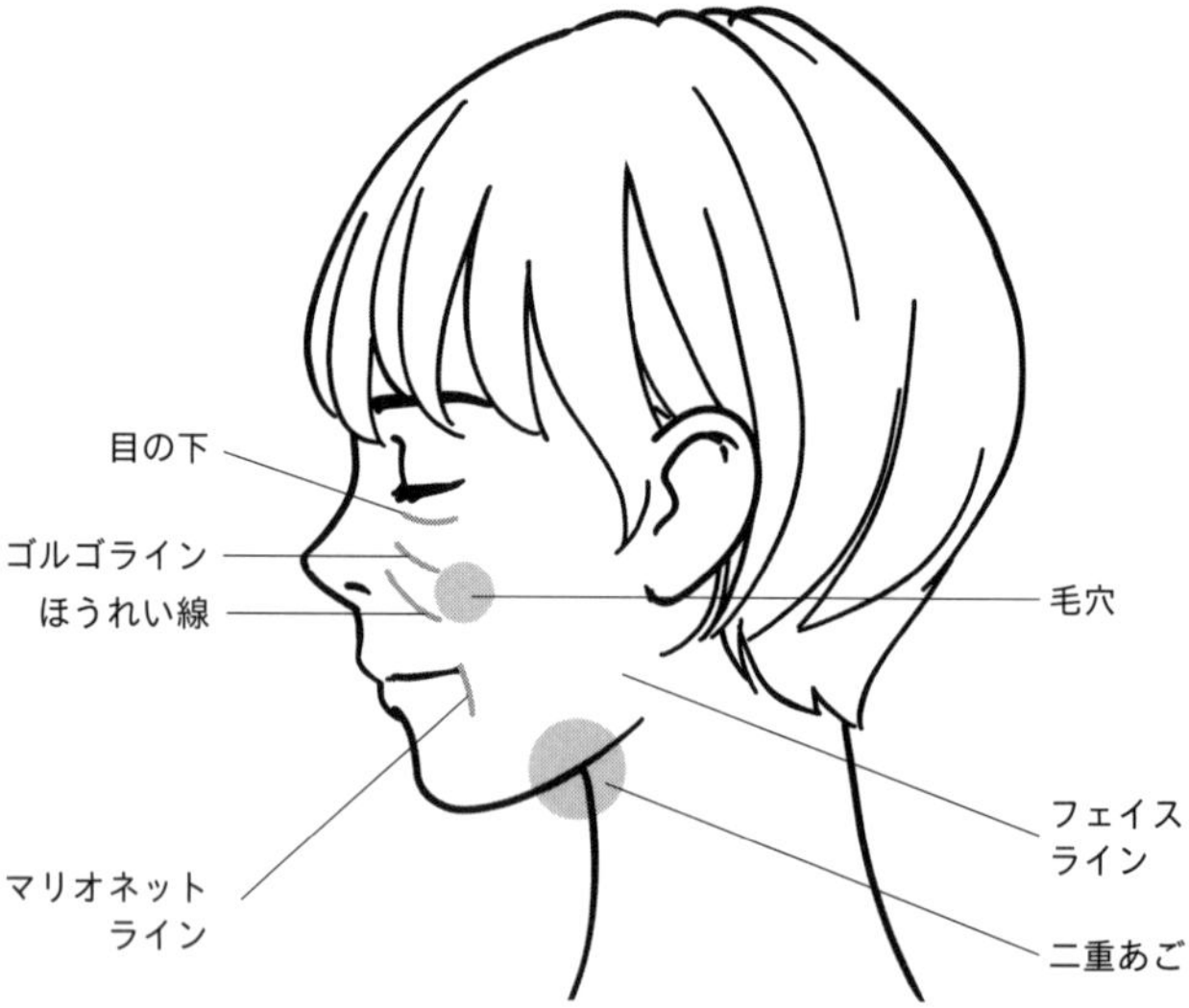

セルフケア&予防

セルフケアでたるみの予防と進行予防のケアができますが、たるんでしまった肌を元に戻すことはできません。起きてしまったたるみの改善を望むなら美容皮膚科に相談してください。

・ハリが低下して起きるたるみのケア
目元・口元・首のシワ、たるみ毛穴には、真皮の線維芽細胞を活性するケアを。ピーリングで角質オフし、ターンオーバーを促進して！

・表皮と真皮の結びつきが弱って起きるたるみのケア
ほうれい線、ゴルゴライン、マリオネットライン、首のたるみ、目元のたるみ（クマ）には、ハリとうるおいを与えるケアを。保湿力を高める目的でレチノールやコラーゲン入りのスキンケア製品を使って！

抗酸化力をうたうビタミンC、ポリフェノール入り、血行を促すビタミンE配合の製品も◎。

・筋肉のボリュームダウンで起きるたるみのケア

ほうれい線、ゴルゴライン、マリオネットライン、首のたるみ、二重あごには、表情筋のトレーニングやリンパマッサージを。

またスキンケア後、「たこ焼きんトレ」をぜひ習慣に！　頬の筋肉をアップするトレーニングで、笑顔の印象が変わります。

たこ焼きんトレ

両手の親指＆人指し指で輪をつくり、頬に当てます。口角と頬の筋肉を引き上げて笑顔になりましょう。輪の中に〝たこ焼き〟のようになった頬の筋肉の隆起を感じながら５秒キープ。1日３～5回、毎日続けて！

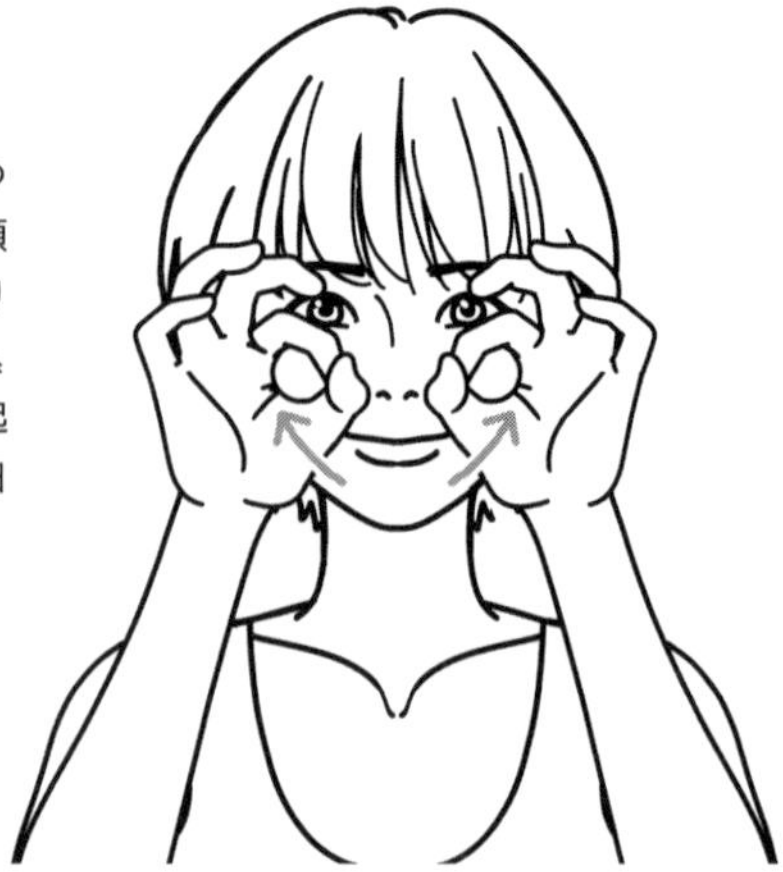

美容皮膚科の治療法例

たるみも代表的なエイジングサイン。その改善を目的とした治療法はたくさんあり、日々、進化しています！　ウォブ クリニック中目黒ではたるみ治療法としては主に以下を提案しています。

・ＨＩＦＵ（ウルトラセルＱプラス）治療
脂肪層と筋層の間にある「表在性筋膜」にＨＩＦＵ（高密度焦点式超音波）を当て、筋膜を縮ませてたるみを引き上げます。

・サーマクールＣＰＴ治療
皮膚の下垂を改善します。真皮に高周波ＲＦで熱を与え、コラーゲン繊維を縮めることによって、たるんだ肌を引き締めます。コラーゲン増産作用もあり。

ＨＩＦＵ（ウルトラセルＱプラス）治療とサーマクールＣＰＴ治療を同日に行い、相乗効果をねらう「ＷＯＶＥリフト」もあり、たるみのほかシワの治療にも用います。

・サブライム

「スキン・タイトニング（肌の引き締め）」の治療法です。水分に吸収されやすい赤外線の波長で肌を温め、温かいほど力を発揮する高周波を加えて、肌の深いところから引き締め、肌のハリやたるみなどを改善します。

・その他

たるみを起こす複数の原因箇所にヒアルロン酸を注入する「ヒアルロン酸リフト」、まぶたのたるみ（眼瞼下垂）の治療には「フラクショナル炭酸ガスレーザー（マドンナリフト）治療」（139ページ）など。

ワンポイント

肌が乾燥すると、肌がしぼみ、一時的なたるみが現れます。この場合は保湿ケアで回復します！

第3章

よくある肌トラブル別
リセットHOW-TO

シミ・くすみ

キツネ色は肌ダメージの象徴
通年、白さを守る美白ケアを！

なぜ・なに？　シミ・くすみ

多くの場合、シミの原因は、よく知られる「メラニン」の増加とターンオーバーの低下です。そもそもメラニンというのは、紫外線を浴びたとき、肌細胞のDNAを守るために基底層ででき、表皮細胞に押し上げられていくもの。通常はメラニンの生成は就寝中にリセットされ、肌のターンオーバーで排出されます。

しかし、ホルモンバランスの変化や炎症、摩擦、ストレスなどの影響でメラニンが増え続けたり、排出されないまま1カ所にたまったりするとシミになります。美白をうたうスキンケア製品はとても進化していて、未来のシミを減らし、今あるシミを改善するはたらきが高まっているので、ぜひ通年使用して、成果を求めてください。

肌全体に散らばって沈着するとくすみになります。角質の蓄積や血行不良、ハリの低下もくすみをまねくことがありますが、断然多いのはメラニンの蓄積。ですから、くすみで悩んだときも第一選択として美白ケアをしましょう。

シミ&スキンケア製品の美白成分と作用メカニズム

肌のシミは次のようなメカニズムでできてしまいます。

シミができるメカニズム

① 肌が紫外線を浴びると、細胞のDNAを守るため、表皮細胞ケラチノサイトでエンドセリンやプロスタグランジン、ロイコトリエンなどの情報伝達物質が分泌される。

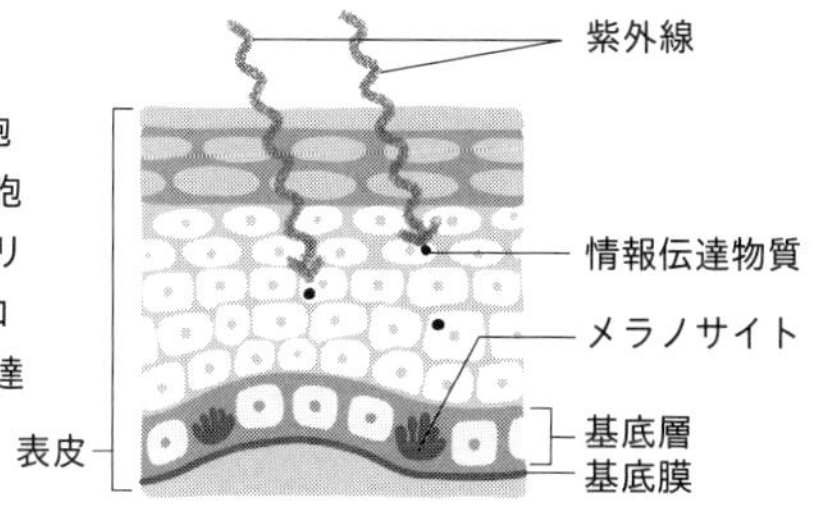

② 情報伝達物質は基底層のメラノサイトにあるそれぞれの受容体に結合。刺激を受けたメラノサイトではチロシナーゼ活性が旺盛になり、メラノサイト内のメラノソームでメラニン合成が進む。

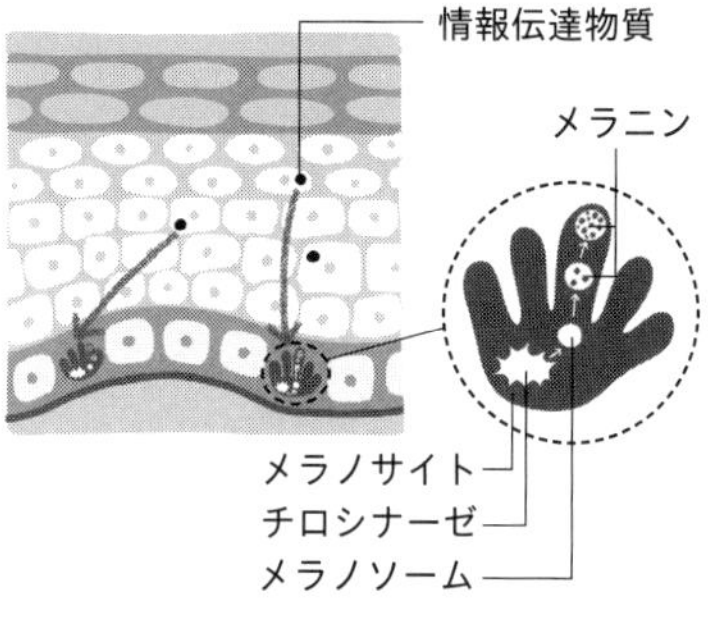

③ 成熟したメラノソームからメラニン顆粒がケラチノサイトに転送され、どんどん上層へ押し上げられていく。ターンオーバーが正常に行われないと、メラニンが蓄積してシミになる。

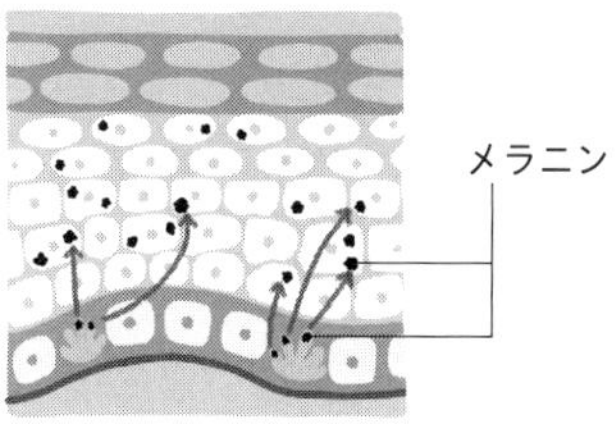

美白成分と作用メカニズム

美白成分	主な機能
ハイドロキノン	チロシナーゼ活性阻害
アルブチン	チロシナーゼ活性阻害
ルシノール	チロシナーゼ活性阻害
コウジ酸	チロシナーゼ活性阻害
エラグ酸	チロシナーゼ活性阻害
油溶性甘草エキス	チロシナーゼ活性阻害
ビタミンE	チロシナーゼ活性阻害
リノール酸	チロシナーゼ分解促進、メラニン排出促進
マグノリグナン	チロシナーゼ成熟抑制
ビタミンC誘導体	メラニン還元
カモミラET	エンドセリン情報伝達阻害
トラネキサム酸	プロスタグランジン生産抑制
ニコチン酸アミド	メラニン転送阻害
レチノイン酸	メラニン排出促進
4-メトキシサリチル酸カリウム塩	メラニン排出促進
アデノシン-リン酸二ナトリウム	メラニン排出促進

シミの種類とセルフでの美白ケア有効性

シミやくすみの多くは主に紫外線の影響で出る「老人性色素斑」ですが、シミにはいくつかの種類があり、見た目で区別しにくいものの、一部はセルフケアで美白をうたうスキンケア製品（美白化粧品）を活用しても効果が望めないものもあります。

・老人性色素斑

多くの人が悩む、一般的なシミ。色は薄い茶褐色〜濃い茶褐色で、シミの部分とそうでない部分の境界線がはっきりしている。「老人性」とはいえ、20代でも出ることがある。最大原因は紫外線。摩擦や代謝の低下も原因に。紫外線を浴びると濃くなる。

美白ケアで予防＆改善可能。ＵＶケア、サプリで抗酸化ビタミン（ＡＣＥ）の摂取も。

・肝斑《かんぱん》

紫外線のほか、女性ホルモンや肌の摩擦による炎症が原因で起こる。40〜50代の女性に多い。頬骨からこめかみにかけて、左右対称に出るのが一般的。色は薄い褐色で、シミの部分とそうでない部分の境界線ははっきりしない。閉経後、しばらくして自然と治ることが多い。

美白ケアを習慣にして、肌をこすらないことで予防。マッサージツールの使用はNG。こするのをやめただけで治る場合も。抗炎症反応作用のあるトラネキサム酸の内服が◎。

・炎症性色素沈着

ニキビあとや、かきむしったあと、下着のこすれあとなど、全身にできる色素沈着。

美白ケアが有効。広範囲の場合は、メラニン合成を抑制する水酸化フェノールの1種「ハイドロキノン」などの塗り薬が◎。ただし高濃度のものは皮膚科専門医より副作用などの説明とともに処方を受けて！

・花弁状色素斑
急激に日焼けしてしまったあと、赤みが落ち着いてから発生するシミ。形状、厚みがいろいろで、背中にできやすい。欧米人に多い。

美白ケアで多少の改善は見込めるが、効果薄。夏の海ではUVケアを徹底し予防を。

・脂漏性角化症
一般的なシミの角質が分厚くなって、茶色く盛り上がった状態。長期に亘る紫外線の影響で細胞のDNAが傷つき、起こる。顔や手など、紫外線に曝露する場所にできやすい。

シミが悪化して起こることが多く、美白ケアで改善は不可。予防はUVケアの徹底。

・雀卵斑《じゃくらんはん》

一般的には〝そばかす〟と呼ばれるシミ。メラニン生成が過剰で起き、遺伝的要素が強いと考えられている。肌の色が白い人に多く、3歳頃から出現し、思春期に顕著になることが多い。

メラニン生成のメカニズムは老人性色素斑と同じなので、美白ケアが有効なはずだが、実際にはあまり効果がないことが多い。しかし美白ケアとUVケアは徹底して習慣に！

美容皮膚科の治療法例

シミやくすみのタイプ、ケアの目的によって最適な治療をご提案します！ウォブ クリニック中目黒ではシミ・くすみの治療法としては主に以下を提案しています。

・シミとりレーザー

レーザーを照射し、メラニン色素のみを破壊して、シミや肝斑を除去します。老人性色素斑の場合、大きなもの以外はほとんど一度の施術で除去することが可能です。肝斑の場合は「トーニング」といって弱い出力で、回数を多く照射します。

患部以外の細胞にダメージはありません。照射後約2週間は患部に肌色のテープを貼り、日焼け止めを塗って紫外線から保護も。内服や美白クリームを併用し、徹底したアフターケアで施術後をフォローします。

・フォトRFオーロラ

光治療の進化版。黒いものと赤いものに反応する光エネルギー・IPLがメラニン色素に作用し、シミ・そばかすを改善します。さらに高周波RFの熱の効果で、コラーゲンやエラスチンの生成が促され、肌のハリの改善も期待できます。ほかにニキビあと、毛穴の開き、小ジワ、たるみ、赤ら顔など多くのトラブル改善に用いられる治療法です。

・CO_2レーザー

脂漏性角化症の場合、厚くなった角質をCO_2レーザーで削ります。

ワンポイント

美白ケアの限界は、生まれもった肌色です。自分の肌本来の白さは「二の腕の内側」の白さ。シミ・くすみケアの目標は、この白さです！

抜け毛・薄毛

**男女で異なる〝抜け毛〟の原因
できるだけ原因を遠ざける生活を！**

なぜ・なに？　抜け毛・薄毛

・女性の抜け毛・薄毛（FAGA）
原因は、ストレスや生活・食生活の乱れによる頭皮の皮脂の過剰分泌や血行不良。さらに更年期や産後など、ホルモンの変調、ホルモンバランスの乱れの影響がほとんどです。間違ったヘアケアや、パーマやカラーリングなどが頭皮に与える影響もあり、また、過剰なダイエットが栄養失調をまねき、女性ホルモンの減少から抜け毛・薄毛をまねくこともあります。過度な飲酒、喫煙も悪影響します。

・男性の抜け毛・薄毛（AGA）
約8割の原因は遺伝によるものと考えられています。とくに20～30代で発症する「若年性脱毛症」の場合は遺伝の影響大です。

また、男性ホルモン（テストステロン）は、毛根の毛母細胞で5α還元酵素のはたらきでジヒドロテストステロンというホルモンに変わります。思春期以降に5α還元酵素が活発になり、ジヒドロテストステロンが増えると、毛周期に悪影響を及ぼし、ＡＧＡを引き起こします。

一方、セルフケアで改善可能な原因も！　過度なストレスによる血行不良や、不規則な食生活による栄養不足はＡＧＡの原因になります。過度な飲酒、喫煙も悪影響します。

・円形脱毛症

遺伝的背景があると考えられている疾患で、自己免疫疾患やストレスとの関係もあるとされますが、詳細は不明です。ほとんどの場合、頭髪で起こりますが、眉毛や四肢の体毛で脱毛症が起こることもあります。

セルフケア&予防

抜け毛や薄毛の原因はさまざまですが、セルフケアで予防するために心がけたいことは共通します。まず髪がすこやかに育つ土台として頭皮がすこやかであることが大切ですから、頭皮からも「肌の健康を脅かす内的要因・外的要因」（95ページ）をなるべく遠ざけて暮らしましょう。

そしてぜひ頭皮マッサージを習慣に！　次のステップで行ってください。

皮膚科の治療法例

AGAの皮膚科での治療は、5α還元酵素阻害薬の外用、育毛剤ミノキシジル外用、発毛を促す「LED照射」などを行います。

円形脱毛症の皮膚科での治療は、ステロイドやカルプロニウム塩化物の外用、難治性の場合は、脱毛斑に炎症や免疫機能を抑える効果のあるステロイドを注射する「ステロイド局所注射」、人工的にかぶれを起こす化学試薬を使って発毛を促す「局所免疫療法」などを行います。

美容皮膚科の治療法例

症状が起こる原因を見極め、オーダーメイド方式で治療を行います。

頭皮マッサージ

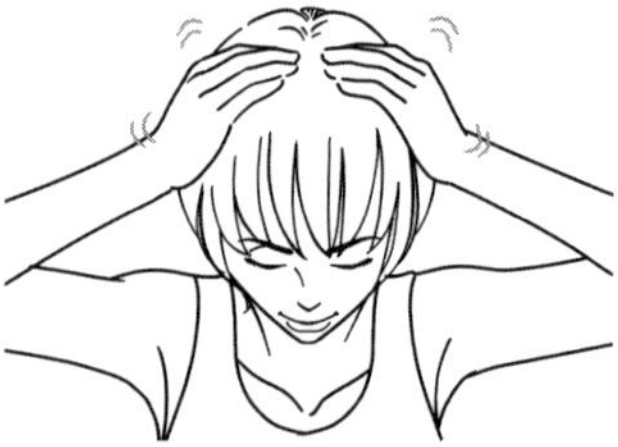

① 手のひら全体を生え際の頭皮に密着させ、円を描くように頭頂部へもんでいく。

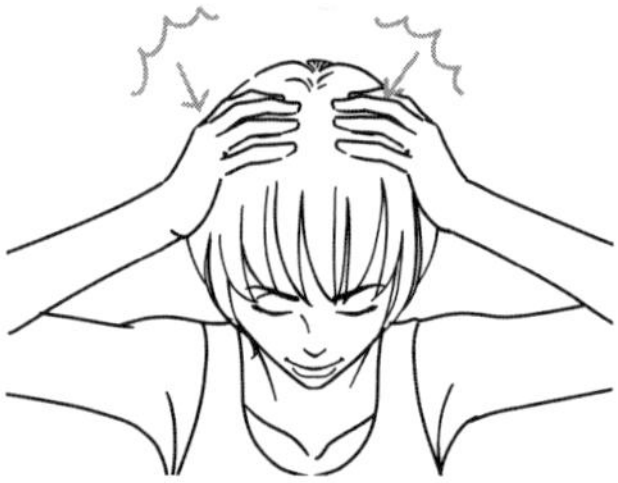

② 両手の指の腹で頭皮を軽くつまんで弾くように全体をタッピング。

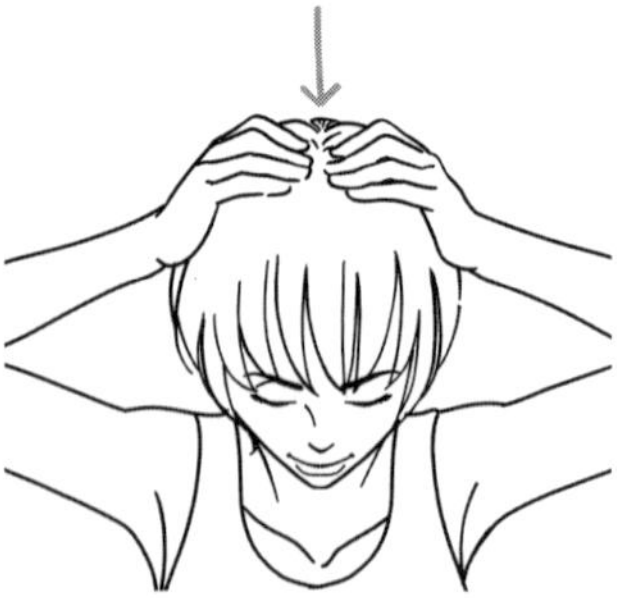

③ 頭頂にあるツボ「百会」を両手の指の腹で軽く指圧。

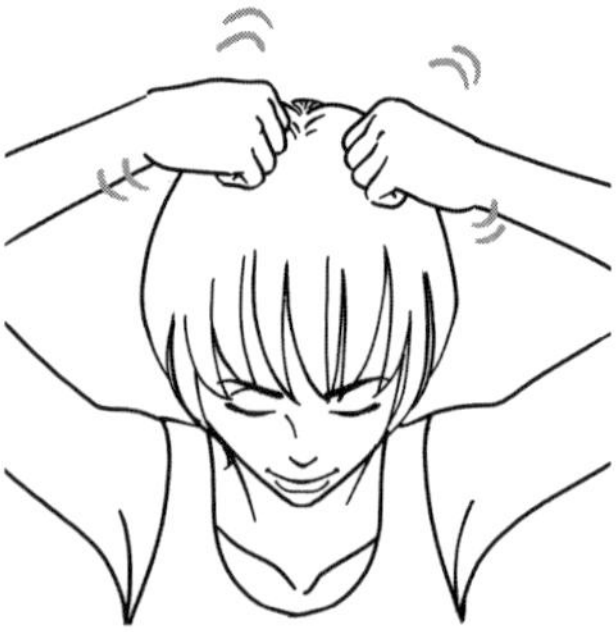

④ 手を握ってこぶしをつくり、頭皮全体を関節で軽くほぐす。

ウォブ クリニック中目黒では抜け毛・薄毛の治療法として、裸眼では見えない毛髪や頭皮の状態を確認する診察「ヘア・スカルプドック」を実施、診断結果により以下を提案しています。

・育毛メソセラピー

オリジナルブレンドの薬剤を細い針で直接頭皮に注射します。薬剤の成分は、成長因子「GF」、血管拡張作用のある「ミノキシジル」、毛髪たんぱく質ケラチンを構成する「アミノ酸システイン」を含む育毛・増毛に必要不可欠なビタミン類など。期間は2～4週に1回のペースで、6～12か月が目安。根気強く治療にのぞむことが大切です。ミノキシジル他の内服と併せた治療をおすすめしています。

・育毛GF（細胞増殖因子）導入

特殊な電気パルスで一時的に頭皮のバリアを弱め、GF（細胞増殖因子）を配合したオリジナルの発毛有効成分を導入します。GF（細胞増殖因子）

とは、もともと体内にある、細胞の生まれ変わりを促進するたんぱく質。頭皮で毛髪成長シグナルを正常に戻し、発毛を促します。

導入後、ヘッドマッサージで薬剤の浸透を促し、ミノキシジル配合の育毛外用薬「ロゲイン」を頭皮にもみ込みます。

・その他

生理活性たんぱく質で細胞を若返らせる「ヒト幹細胞培養上清液導入」、毛髪をつくるために必要な栄養成分（ビタミンB1、パントテン酸カルシウム、薬用酵母、L-システイン、ケラチン、パラアミノ安息香酸）を配合した女性用内服薬「パントガール」処方、ミノキシジルを12パーセント配合し、ジヒドロステロンの生成を抑制する抗アンドロゲン薬・フィナステリドと、5α還元酵素阻害薬・アルファトラジオールを配合した男性用外用薬「FR12」処方など。

ワンポイント

髪が傷み、切れ毛や枝毛が増えることも悩みのひとつ。ドライヤーの熱や紫外線のほか、スタイリング剤の洗い残しで起こることも多いので、オーガニック系など洗浄力の弱いシャンプーには注意を！　ヘアケア用品を変えたら、しばらく髪の状態を確認しながら利用しましょう。

その他のトラブル

かゆみ

かゆみは、痛みと比べると軽んじられていて、かゆみが続いていても受診をためらう人が多いようです。しかし、かゆみはさまざまな問題のサインであることもあります。

なお、皮膚科ではかゆいところをかくことは「掻痒《そうよう》」と呼び、掻痒が主体の病気の代表は「じんま疹」「痒疹《ようしん》（虫刺され、アトピー性皮膚炎の湿疹含む）」「皮膚掻痒症」です。この皮膚掻痒症の背景には、ドライスキンなど皮膚の過敏性の悪化もありますが、腎疾患や肝疾患など内臓の病気も多くあります。

そして「かゆみ↓かく↓バリア機能低下↓かゆみ症状悪化」の悪循環で慢性化し、長期間に亘りＱＯＬを低下させる原因になることがあるばかりか、別の問題をまねくリスクになることもあります。

実は、かゆいところを「かく」行為はとても気持ちいいことなので、がまんが難しいのです。2~3日でなくなるかゆみは問題ありませんが、それ以上、続いたときは皮膚科を受診しましょう。

やけど

皮膚科では「熱傷」と呼びます。熱による肌の障害が及んだ深さ（Ⅰ~Ⅲ度熱傷）によって症状が変わり、真皮におよんでいると、治ってもやけどのあとが残ることが多いです。

そして、主に熱傷の深さと熱傷面積（全体表面積に対してどれくらいの面積の傷があるか）で重症度を判定します。全身の皮膚全体10パーセントに満たないやけどでも、入院治療が必要になることもあります。

やけどをしたら、患部を流水でよく冷やし、心配なときはためらわず皮膚科を受診してください。

やけどのあとは美容皮膚科で治療の相談ができます。シミとりレーザーでのトーニングなどで改善します。また、水疱瘡のあとや傷あとの改善も美容皮膚科で相談できます。

あから顔

顔の肌の赤みは大きく分けて2タイプ。血管拡張もしくは炎症です。

血管拡張の場合、医学的に問題はありません。しかし更年期障害のホットフラッシュなど、顔の赤みを伴い、QOLの低下を感じているなら、美容皮膚科に相談を。

一方、炎症の原因はさまざまなものがあります。湿疹や皮膚炎のほか、酒《しゅ》皶《さ》やニキビなどの皮膚の付属機関の炎症、膠原病などもあり、患者さんによって原因を突き止めて、治療をする必要のある病気が代表的です。

美容皮膚科の受診動機としても多いトラブルで、血管拡張の場合、レーザー治療や光治療を用い、炎症の場合は症状に応じ、ビタミンCの点滴・内服・

外用、ステロイド外用などで治療します。

クマ

目の周りは皮膚がとても薄いので皮下の状態が出やすく、トラブルやエイジングサインも出やすい部分です。

目の下のクマは3タイプに分かれます。目尻を横に引っ張って、色が薄くなったら「青グマ」、変わらないなら「茶グマ」、上を向いてみて薄くなったら「黒グマ」です。

青グマの原因は静脈が透けて見えること。スキンケアの際、目の上下をやさしく指圧して血流を改善しましょう。力の入れすぎはNG。気持ちいいと感じる場所をやさしく押さえて!

茶グマの原因は色素沈着。スキンケアに美白効果のあるアイクリームを加えましょう。お手入れのときも、普段も、目の周りをこすらないように気をつけて! 美容皮膚科ではシミとりレーザーでのトーニングで改善するケースも見られます。

黒グマの原因はハリ・弾力の低下。スキンケアにコラーゲンの生成を促し、ハリや弾力を回復する成分配合のアイクリームを加えて。クリームは力を入れずになじませましょう。美容皮膚科ではヒアルロン酸注入治療を用います。

クマのタイプチェック法

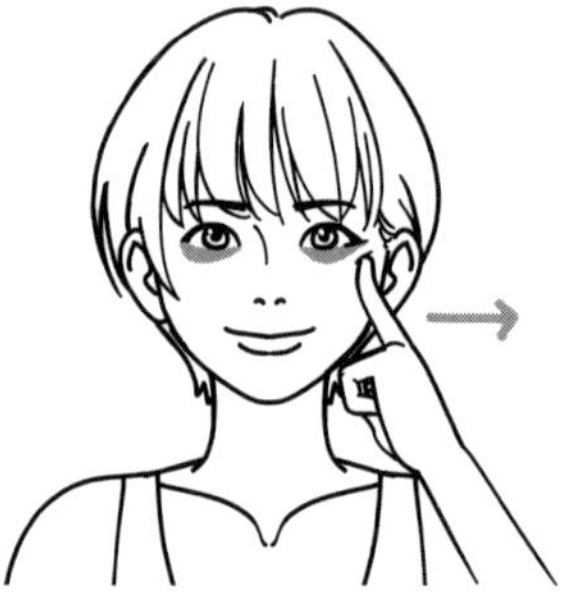

目尻を横に引っ張ってみる。

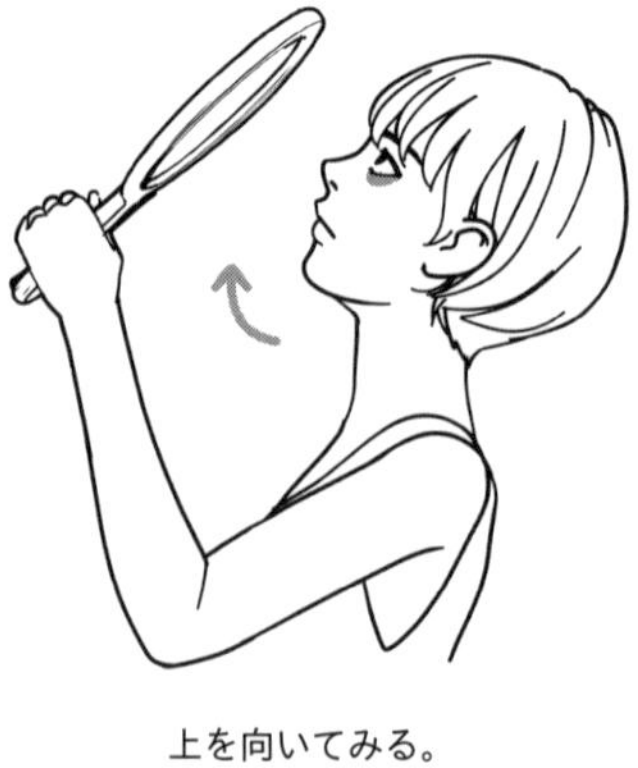

上を向いてみる。

美容医療を味方につけてセルフケアをアップデート

美容皮膚科を利用するとき知っておきたいこと

美容皮膚科になじみのない人には意外かもしれませんが、昨今は男性の受診も増え、患者さんの年代も、相談内容もとても幅広くなっています。

脱毛や部分痩せ、フェイシャルトリートメント、タトゥーの除去など、ほかの施設でできることであっても、皮膚科専門医の診断を受け、安全に、質の高い施術を受けることで、比較的短期間で希望をかなえたいと考える人の利用が増えているようです。

たしかに薬剤や機器の中には医師の管理下でなければ取り扱えないものが多数ありますから、その判断は一理あります。

ただし、最新技術を選ぶことが必ずしもベストではありません。レーザー治療や光治療の機器の技術革新はめざましいものがあり、肌への負担を減らすために照射時間を短くする画期的な技術がどんどん開発されています。

私も常に、最新の治療情報を得ています。患者さんのニーズに応えられそうな新治療情報を見つけたら、積極的に情報を集めたり、メーカーに説明・試用を求めたりもします。

とはいえ市場に投入されてからしばらくはトラブルも起こり得ますし、それは後になって分かることなので、当分は様子を見ています。ある程度、広まって、安全性に納得がいくまでは患者さんには用いません。

実際に、1994年に日本に導入された近視のレーシック手術では、初期に数多くのトラブルがあり、度々報道されていました。皮膚科と直接かかわることではないのですが、レーザー治療は私たち皮膚科専門医にとっても身近な治療法なので、被害を受けた患者さんの声を重く受け止めたものです。

そして、美容医療も医師の経験が結果を左右することが多い分野なのです。機器が優れても、それを扱う医師の経験が伴うには時間が必要な場合もあります。

医師が扱い慣れている旧来機器でより安全に、満足していただける治療ができるなら、切り替える必要はありません。

患者さんの安全とメリットがもっとも大切です。

ですから、みなさんも美容皮膚科で治療を受ける際、症状や治療法、副作用、ダウンタイム（治療を受けてから、普通の生活に戻れるまでの期間）などについて十分に説明を受け、さらに、主治医の治療経験についても尋ね、よく納得して治療を選んでいただきたいと思います。

そして、自分がどうなりたいか、よく考えてから受診するのが鉄則です。

私たち医療者はいくつもの方法を提案することができますが、どうなりたいかを決めるのは患者さんにしかできません。〝先生におまかせ〟では真に納得できる治療にならないと思います。

肌のセルフケアについては、プロの視点で肌を見た主治医のアドバイスを得て、実効性が高い方法を選べたら理想的。そのような肌診断やカウンセリングだけの受診も可能です。

●美容皮膚科選びのコツとトラブルの0次予防術

そもそもどこの美容皮膚科へ行くか、迷ったときにはホームページなどをよく見て、さまざまなトラブルに対して多くの選択肢を提案できるクリニックを選ぶことをおすすめします。

患者さんと接する毎日で感じるのは、その訴えも、訴えから考えられる可能性も本当にさまざま、千差万別だということです。

患者さん自身がまったく気づいていない問題が〝根っこ〟に見えることもしばしば。肌トラブルと同時に、更年期の不調や貧血などや、イライラや不安といった心の揺れなどが複合的にあり、関係し合っていることも多いものです。

患者さんからの言葉だけでは、患者さんの悩みの深さはわかりませんが、ホルモンや血液などの検査をして納得することも少なくありません。

更年期の場合は、ヒト胎盤抽出のプラセンタ注射・点滴や、ホルモン補充療法を加えると肌トラブルの治療結果も芳しく、貧血の場合は鉄分補給のサプリメントを加えると、肌・貧血・イライラが改善し、別人に生まれ変わったように元気になり、喜ばれることがあります。

一度、そのような経験をした患者さんは、治療を通じて自分の肌、体、心と向き合い、理解して、その後の人生を以前よりラクに、元気に過ごされるようで、そのような感想をうかがうと私もうれしいのです。

ですから個々の原因を探し、最短で、患者さんが望む最高の結果を出すためには、美容医療の枠にとどまらない見立てと治療が必要だと、日々考えています。

とくにアンチエイジングの分野で、未来のトラブルを防ぐ治療については、現在の状態を科学的に解析し、生活の中に埋もれているトラブルの種を見つけ出さなくてはなりません。そこでウォブ クリニック中目黒では先にも述べた「遅延型フードアレルギー検査」や「副腎ストレス検査」なども取り入れて、トラブル改善とともに未病のケアを提案しています。

当クリニックでは取り扱っていませんが、原因の見つからない不定愁訴の改善や、未病のタネ探しに「毛髪ミネラル検査」「ナチュラルホルモンチェック&補充療法」「糖化度チェック」などもあります。

毛髪ミネラル検査とは、髪の毛の中のミネラル量を計り、必須ミネラルのバランスや有害ミネラルの蓄積などを見て、栄養を見直す検査です。わずかな量でも体に悪影響をおよぼす有害ミネラル（水銀、ヒ素、鉛、カドミウム、アルミニウムなど）は、血液検査では正確に計りづらいため、濃縮されていて計りやすい毛髪で調べます。

有害ミネラル検査には「オリゴスキャン」という機器を手のひらに当てて調べる方法もあります。

ナチュラルホルモンチェック&補充療法とは、一般的に医療で用いられている合成ホルモンではなく、ヒトの体でつくられるホルモンと同じ化学構造をもつホルモンのことで、その量を調べ、補充するものです。アメリカのニール・ルージェ医師が開発し、日本でも提携クリニックなどで診療が受けられます。

糖化度チェックはその名のとおり、体内の終末糖化産物（ＡＧＥｓ）を計る検査。測定器に腕をのせて計り、採血などは行わないのが一般的です。

ぜひご自身の希望をはっきりさせ、それをかなえられそうな治療の「選択肢」が豊富にあるかを調べ、クリニックを選んで受診してください。

なお、みなさんがセルフケアを行う上でも、自分の〝いま〟に興味をもって目を向け、できるだけ客観的に理解することは大切です。

鏡を見る、頭皮を見る、全身の素肌を見る。肌は全身の鏡ですから、見て、異変に気づくことが肌トラブルや全身の病気の「０次予防」に通じます。

体重・体組成計、体温計、血圧計はお持ちですか？ 基本的な「自分情報」が得られます。ただ置いておかないで、元気なときにこそ定期チェックして記録を残しましょう。

最近は心拍計、睡眠測定器、血糖値測定器などもコンパクトなものがありますね。まだ栄養状態の測定ができるものはないですが、スマートフォンのアプリなどを利用して、食事を記録すると、大まかな測定ができ、参考になります。

こうしたデータは健康づくりの動機になり、効率よく、求める成果をつかむ早道です！

COLUMN

VIO脱毛とは？

昨今、医療脱毛を希望する人が増えている中に、将来、介護を受けるようになったとき、衛生的で、介護者の負担も減らせる「VIO脱毛」に関心をもったり、実際に行なったりする人が増えてきています。

VIO脱毛とは、VIOと呼ばれる3カ所の脱毛のことで、Vはビキニライン、Iは性器まわり、Oは肛門まわりをさします（参考128－129ページ）。

ウォブ クリニック中目黒では、40～50代の人などがアンダーヘアは必要ないと考え、とくに介護経験がある人では、自分と介護者両方にメリットのある選択と考えて、2度と生えてこない永久脱毛を希望し、医療機関でだけ受けられる「医療レーザー脱毛」を受けることにしたという人が増えてきています。

黒色だけに反応するレーザーによって、毛のメラニン色素（黒）が熱のエネルギーに変わり、それが毛根周囲の毛を生やす組織を破壊し、脱毛します。レーザー照射は、アンダーヘアの生える周期に合わせて5~7回程度。期間としては8~12か月でおおむね無毛の状態になります。

第4章

美しくすこやかな肌をつくる暮らし方

「きれい」と「すこやか」を両立させる生活とは？

●「当たり前」を無理なく習慣に

この章では、肌と全身のコンディションを維持し、より良くしていくために暮らしの中で気をつけたいことや、すると良いことをまとめます。

こうした健康情報はいまやインターネット上などにも山のようにあるので、ここではあえて私自身がしていることや、私の患者さんがしてみたことなど、身近で、リアルな実践に医療的なアドバイスを加えて紹介します。

内容としては「心と体の休養」「栄養」「運動」について、です。

そう聞くと、とても当たり前なことだと思うかもしれませんが、私たち人間の「健康」を維持・増進するものは100年前も、いまも変わりようがないのです。

そして、「当たり前」を見直してみると、当たり前なのに十分にはできていないこともたくさん思い当たると思います。

私にも、私の患者さんたちにもそれぞれ「課題」があると気づき、工夫して取り組んでいる最中のこともたくさんあります。ぜひ、みなさんも自分の課題を見つけたり、解決策を考えたりする参考にしてみてください。

●なにが幸福度を上げる?! を考えてみよう

体の疲れと比べて、わかりにくいのが心の疲れです。

一般的に日本の中高年は「休むことに罪悪感を感じる」人もまだ多くいて、長年の心身の疲れが蓄積しているリスクあり!

男女ともちょうど〝更年期〟と呼ばれる頃から、心身のリセット期と考えて、とくにわかりにくい心の疲労を意識して、自分なりの休養法を習慣にしたいものですね。

その際、なにが自分の幸福度を上げるか、考えてみると良いと思います。

コロナ禍を過ごした私たちはいま、その答えを見つけやすいのではないでしょうか。コロナ禍で「幸福度が下がった」ことを思い出せば、逆になにで幸福度を上げられるかもわかるはず。

心の休養とは、必ずしも「のんびりする」とか「ノンストレスで過ごす」ばかりでは得られないもので、逆に、いくらか緊張したり、他者を意識して、自分を律することを強いられたりする場（社会）に参加していることで得られる場合があります。

人間特有のすこやかさの在り方ですね。

気分転換でもっとも手っ取り早いのも「環境を変える」「非日常に身を投じる」です。動物なら恐怖の対象になることが、人間にとってはポジティブな機会になるわけです。

そういったことも影響したのでしょうか。コロナ禍で増えた在宅ワークでは、オンオフの切り替えができず、抑うつ気分が強くなってしまった人が多かったようです。コロナ禍ではその他の原因も重なって、うつ病を患う人も増えました。

そこで、どのような働き方が幸福度を上げるかも改めて考えられ始めていると思います。

今後は、働いている人に限らず、自分で適宜、環境を変えられる「場」をつくったり、「非日常」をつくり出したり、心の健康のための備えをしていく必要性を感じています。

私の場合は、いま情熱をもって打ち込める仕事をする一方、人間としてもっとも充実を感じられる「役割」と思える〝母親〟を担っていることで、忙しくても、心はすこやかです。

妊娠と出産、子育ては、私にとって貴重な体験の連続となっています。無償の愛を注げる時間は限られていて、そこには幸福しかありません。

妊娠と出産は自らホルモンバランスの大きな変化を体験する機会となって、医者としても、「自分は（ホルモンに左右される）人間なのだ」と再確認できて良かったと感じています。出産後、更年期障害の患者さんの気持ちに以前より寄り添える気がしました。

女性の更年期はおおむね45～55歳です。今は私も更年期のただなかにいて、「これは女性ホルモン・エストロゲンの変調の影響かな?!」と感じる髪、肌の乾燥を自覚しています。人生数度のホルモン変調にはつらい症状もありますが、自分と向き合う大事な時間だとも思えます。

そして課題は、子どもたちが自立した後、いかにして非日常をつくり出す場をもつか。

趣味のオペラの再開？　そもそも歌う楽しさを知ったミュージカルにチャレンジ？　いますぐの話ではないので、あれこれ妄想も楽しみながら、思案中です。ひとまず声を保つために「家事をするときは鼻歌を歌う」で、当面は歌を楽しんでいきます。

これまでも、わくわくすること、気になったことは、とにかくやってみる主義で、続かなければ次のわくわくを探してきました。瞑想、ランニング、茶道など、わくわく感を満たしてくれた出会いは、長続きしなくても心の栄養になったと思います。

みなさんも、至福を追い求め、わくわくを楽しんで、心のリフレッシュをしてはいかがでしょうか。

●睡眠の質を上げるには起きている時間の見直しを

体を休めるとは、自分の体や生活を見つめることから始まると思います。まず、睡眠をチェックするのが効果的です。

睡眠の時間は年齢とともに短くなるとされていて、中高年になると夜間最大6〜7時間しか眠れなくなるようです。

しかし、何時間眠れるかはあまり気にせずに、質を高めることをめざすと、自ずと夜間に6〜7時間程度の睡眠をとることができ、十分に体を休ませることができます。

そして、睡眠の質を高めるには、寝ていない17〜18時間をどう過ごすかが大切です。この間、縦の物を横にもしない「王様生活」をしていると、ぐっすりは眠れません。テレビの前でお昼寝・うたた寝し放題の「女王様生活」でも、睡眠の質は低下します。

つまり良質な睡眠で体の疲れを回復させるには、「適度な疲れ」が必要なのです。疲れていなくて、眠りも足りていたら、眠れません。お腹がいっぱいのときに食べられないのと同じですね。

ぐっすり眠るには、朝、太陽を浴びて体内時計をリセットすることも大切です。朝日を浴びると、セロトニンというホルモンが分泌され、夕方からはセロトニンを原料に良質な眠りをもたらすホルモン、メラトニンが生成されるのです。このリズムを保つと、自然に眠りの質がアップします。

睡眠負債などという言葉が広く知られるようになるほど、眠りに悩む人が増え、睡眠障害で薬物治療をする人も多いですが、その背景には、体内時計をリセットしづらい「24時間稼働社会」という現象があると思います。できるだけ自然の営み、日照・日没からずれない生活をするのが体にはラクです。

私は、眠りの悩みはほとんどありませんが、夜に入浴するときは「重炭酸入浴剤」を利用して、リラックス、加圧、深部体温の上昇などの効果を得ています。深部体温が一旦上がり、下がるときに自然な眠気がおとずれるのです。重炭酸泉入浴は、ドイツなどでは自然療法のひとつとして利用されています。

後の項で解説するピラティスを続けていることも、睡眠の質を保てている理由のひとつかもしれません。

患者さんには、寝る前に医療用CBDオイルの舌下服用を行なっている人もいます。CBDオイルとは、アサ（大麻草）に含まれる生理活性物質CBD（カンナビジオール）抽出物で、違法性のある成分は含みません。ストレスや不安の軽減、リラックスに有効とされています。

大学病院に勤めていた頃には、ランチタイムは外出して、散歩をしていました。20分程度、歩くだけでも運動になり、夜の寝つきがいいと感じていました。患者さんにもランチタイムに散歩をし、「緑」を見て心身を休めると話してくれた人がいました。

また、ティータイムは、お茶を飲むだけの時間とし、「ながらお茶」はやめたという人も。そのようにゆっくり過ごすのは副交感神経のはたらきを促し、体を休めます。

こういったちょっとした心がけの積み重ねが、疲労と休養のバランスをとるのだと思います。

一方、元気が出るイメージで人気が高いエナジードリンクは、カフェインなどを多く含み、交感神経のはたらきを促して、覚醒と興奮を増長するので、ときと場合により休養には不向きなこともあるのでご注意ください。

みなさんもできる工夫を意識的に行なって、体を動かし、休めてください。

なお、積極的な健康づくりにサプリメントを活用したい希望があれば、疲労回復や代謝の促進の効果が期待できる「NMNサプリメント」をご提案しています。NMNとは、ニコチンアミドモノヌクレオチドの略で、体内ではビタミンB3を材料として作られる成分です。食品では母乳、ブロッコリー、アボカド等に含まれます。長寿遺伝子群を活性するとして「若返りのビタミン」と呼ばれます。

また、疲労回復や代謝の促進に加え、思考力・記憶力・集中力の向上、認知機能改善効果が期待できる「NAD+ナザールスプレー」をご提案することもあります。NAD+はNMNの進化系。体のエネルギーとなるATP生産に欠かせない補酵素です。鼻から、鼻腔の粘膜に投与するスプレーとなります。

●口から入れたものが肌になり、体になる

私の人生におけるモットーは「バランス良く」です。何事も、この点をめざして考え、選択しています。最近は「ワークライフバランス」などもよく話題になるご時世ですから、みなさんもきっといろいろな点でバランスを考えて、暮らしておられるでしょうね。

さて、バランスというと、よく食生活の啓発で「バランス良く」と言われて、どうしたらバランスが良くなるのか、悩む人も多いと思うので、私なりの考えをご紹介します。

先にも述べたとおり、患者さんと話していて「食生活には個々のクセがある」と感じることは多く、それがフードアレルギーなどの不調と関係していると考えています。

「個々のクセ」とは、人それぞれの偏りとも言え、バランスはあまりよくない状

態と言えます。

「個々」と言っても、本当に個人的な偏りのこともあれば、世代によるものもあります。

先日、管理栄養士をめざす大学生たちが「都内でランチの売り上げが日本一、二というコンビニ」で、出口調査をした結果を聞きました。

ランチを買った人に、なにを買ったか聞き、集計したのだそうです。その結果、ほとんどの若い男性は「炭水化物＋炭水化物」、若い女性は「炭水化物＋スイーツ」という結果だったとか。つまり若い男性は「惣菜パン＋カップ麺」、若い女性は「おにぎり1個＋フルーツゼリー」というような選択です。

この場合、若い世代においては性別でランチにはクセがあると言えますね。ランチにかける予算的な問題もあるだろうと推察されていました。

野菜がほとんどとれていませんから、ビタミンやミネラルなどが足りません。たんぱく質も不足している可能性が高いチョイス。こうしたクセを整え、ランチ以外の食事で、**多くの食品をまんべんなく食べること**が、バランスをとっていく工夫となります。

厳密には、食べたものをスマートフォンのアプリなどで記録して、なにが不足しているか見てみると良いですが、もう少し、手軽にバランスをとるなら、「**カラーバリエーション**」を見て、工夫するのが良いでしょう。

私は食事をするとき、レインボーカラー（赤・黄・緑・白・紫・黒・茶）を意識して、1度の食事で5色以上、食べるように気をつけています。

色をそろえようと工夫すると、野菜や果物、肉、魚のほか、豆や海藻、ナッツ類など、意識しなければ食べにくく、栄養価の高い食品を選ぶことが多くなるのです。

基本的には5色＋炭水化物＋たんぱく質の献立が体に合っています。炭水化物は精製されていない玄米や胚芽米、全粒粉、雑穀を原料としたものを選び、食べすぎないように気をつけています。

家族との食事の支度をするときには、たんぱく質のおかず、野菜サラダ、野菜や豆、海藻などの副菜とお味噌汁をつくる中で、先の「5色＋炭水化物＋たんぱく質」をそろえます。お味噌は手づくりしていましたが、最近、ちょっとお休みしています。

そして朝食は軽めで、いろいろな食のトピックを試しています。最近の朝食はフルーツグラノーラ。なぜかというと、身体心理学者で、桜美林大学教授の山口創先生と株式会社カルビーの共同研究で、朝食にフルーツグラノーラを食べると、幸せホルモンのひとつ、オキシトシンの分泌が上昇されることがわかったからです。

山口先生は幸せホルモンの研究では第一人者です。この調査では、ストレスに関連するαアミラーゼ分泌量も調べられ、フルーツグラノーラを食べた場合、ごはんやパン、オートミールなどと比べてαアミラーゼ分泌も低いことが確認されました。

そこで私も朝食を変え、コンディションを見ています。そして手軽に、おいしく食べられて、心身のコンディションが整えられる点が気に入って、しばらく続けています。

●食事で幸福度を高めよう

さらに、食事で幸福度を高めることも大切に思います。

1日1食でもよいので、食べながら「おいしいね」「旬だね」などと、食に関して会話をしながら時間をかけて食べると、幸福度が増します。

味には、ちょっと珍しい風味と、定番の「おふくろの味」など、日によって変化があると、やはり幸福感が増すのではないでしょうか。

そして「おやつ」も第4の食事として、ぜひ見直してみることをおすすめします。

一般的におやつというと小麦や砂糖を多く使用したものを思い浮かべる人が多いかもしれませんが、欧米では異なり、体や脳に良く、3度の食事ではとりきれない栄養をリラックスしてとる発想で、おやつが考えられるようになっています。

脳を活性化する食品は「**ブレインフード**」と呼ばれ、ダークチョコレートや卵、トマト、ナッツ、ベリー類などがおやつとして注目されているのです。

体や脳がハッピーになるおやつ習慣をもちませんか？

私はもっぱら「**ムードフード**」と呼ばれるおやつをとっています。ムードフードとは、雰囲気の「ムード（Mood）」と、食べ物の「フード（Food）」を掛け合わせた造語で、不安や緊張を和らげ、睡眠の質を高める効果があるとされる成分を含んだ食品のこと。ブレインフードと重なることも多いです。ナッツ入りダークチョコレートやナッツをよく食べます。

また、最近は、農地の土壌がやせてしまい、もともと栄養価の低い農産物も多いと聞きます。食事だけでは栄養が不足すると思ったら、サプリメントで補う習慣をもつのも良いことだと思います。女性の患者さんにはビタミンDのほか、亜鉛や鉄をとるサプリメントをご提案することが多いです。

私が常用しているサプリメントはマルチビタミン、ビタミンC、エクオール（エクエル）、鉄、パントテン酸カルシウム（ビタミンB5）を主成分とするサプリ（パントガール）で、それぞれメーカーが1日の摂取量として推奨している量をとっています。

●「運動しなくちゃ」と思うと続かないのが運動習慣

体を動かすことが大事だというのは、みなさん、百も承知ですね。それでも運動を習慣的にするのは難しいと悩んでいる人は多くいます。

運動が好きな人もいれば、きらいな人、苦手な人もいるので、後者の場合、「やらねばならぬ」となると、ストレスになってしまい、続かないのも当たり前ではないでしょうか。

運動も、幸福度を上げるためなので、ストレスにするのはやめましょう。

楽しいことをして、筋肉が動けばいい。そう思ってみませんか？

音楽が好きなら、好きな音楽に合わせて体を躍らせれば運動です。同時にストレス解消やリラックスもできる音楽療法にもなりますね。

お買い物が好きなら、広いショッピングセンターをくまなく歩き、ウィンドウショッピングするのも運動です。買い物は後にして、スタスタ下見歩きを！

1日20分、楽しいことをして筋肉を動かす。運動習慣をつくる最初の1歩なら、これを続けてみましょう。

そして筋肉を使って、筋肉痛が出たらしめたもの。その痛みは、脂肪が筋肉に変わった証です！

筋肉は使わないと脂肪に変わり、「霜降り」状態になりますが（医学的には「脂肪変性」といいます）、筋肉を使うと、免疫細胞が脂肪を食べて、再び筋肉が増えます。痛みは脳に「筋肉の修復メカニズムが必要！」と伝えるはたらきですから、一過性のものなので、心配もいりません。このことを覚えていれば、筋肉痛も幸福度を高めてくれますね。

私は15年ほど週1回、ピラティスを続けています。

ピラティスの動きは、それぞれ目的とする筋肉を意識して動かせなければできない動きです。できるか、できないかで、自分の筋肉の状態や変化を知ることができておもしろいのです。

体の使い方のクセで出ている疲労が解消できると感じています。

留学先のイギリスではコミュニティで多世代がそろって運動する文化が根づいていて、ピラティスも盛んでした。とてもお元気で、美しく歳を重ねたお姉さまから、ピラティスの良さをうかがって「説得力ある！」と思いました。
ピラティススタジオに行かない日は、家でストレッチをして筋肉ケアをしています。

おわりに

本書をお読みいただき、ありがとうございます。

ぜひ、この本をきっかけに、これまで以上にご自分の肌を見て、触れて、大切にしていただきたいと願います。

また、大切な人の肌もよく見て、やさしく触れていきましょう。

すると自分もその人も、もっともっと幸せになります。このことは科学的に証明されています。

先にも述べたとおり、スキンシップは、オキシトシンやセロトニンといった幸福感、信頼感を高めるホルモンの分泌を促すからです。

朝のスキンケアで自分に触れることは、全身の細胞にやさしく目覚めを促すでしょう。

夜のスキンケアでのスキンシップは、自分自身をいたわる行為となります。

そのように自分をねぎらい、束の間でも深いリラックスを味わう時間をもちながら重ねていく毎日は、必ずより充実していきます。

いま、ややもすると心や体のコンディションをマイナス方向へ引っ張っていくような情報が多くなっているかもしれません。そこで、自分からプラスに向かう情報を取りに行き、運気をあげていきたいと思っている人はぜひ、ちょっと熱心にスキンケアをしてみましょう！

たとえば本文で紹介している基本のスキンケア（104ページ）と「たこ焼きんトレ」（158ページ）などを続けると、顔色が明るくなり、笑顔の印象が変わります。

すると、きっとポジティブな出会いに引き寄せられる運のある人と縁ができ、ネガティブな陰をもつ人は遠ざかっていく。自然と運気が上がるはずです。

溌剌とした顔をしていたら、結果は自分に返ってくる！　私は多くの患者さんからそのことを教わり、自分でも実感しています。

そして毎日、見て、触れていれば、変化に気づくことができるでしょう。よい変化は、幸福感を高めます。また、どのようなこともトラブルには早く気づいて、早めの対処をするに越したことはありません。

全身の鏡として機能する肌を、すこやかさのバロメーターとして、活かしてください。

一方、バロメーターと言えば、残念ながら私たちは「疲れメーター」をもっていません。存在するなら私にもぜひ一台ほしいところですが、現代の科学では難しいところ。自分自身の疲れについて意識的になり、無理をしないで、十分に休んだり、楽しんだりすることも忘れないようにしましょう。

患者さんを見ていて、ご自身が思っている以上に疲れている人は少なくないと感じます。みなさん、他人事だと思わないで、日々「疲れ」を解消してください。

なにか不調を感じ、セルフケアで改善しなかったり、不安だったりする場合は、早めに皮膚科や美容皮膚科に相談をして、自分ひとりで悩む時間は短めに。

どんなことでも、専門家の意見を聞いて、参考にすれば、きっと問題を軽く受け止めていけます！

ぜひ、みなさんの毎日が幸福に満ち溢れたものになることを願っております。

2023年12月吉日

高瀬聡子

参考文献

傳田光洋『第三の脳――皮膚から考える命、こころ、世界』（朝日出版社）

横関博雄、大岩真由子共著「スギ花粉症と皮膚炎」（『治療学』41巻1号、メディカルオンライン）

福永真衣、石村典久、石原俊治著
「特集 主題II：最近注目されている腸の炎症性疾患 I．セリアック病」
（『日本大腸肛門病学会雑誌』74:572-580, 2021. J-STAGE）

福冨友馬『大人の食物アレルギー』（集英社新書）

福冨友馬『成人食物アレルギーQ&A』（日本医事新報社）

「紫外線による人の健康への影響」環境省
https://www.env.go.jp/earth/report/h21-02/3-2_chapter3-ref.pdf

東京慈恵会医科大学プレスリリース
http://www.jikei.ac.jp/news/pdf/press_release_20230605.pdf

THE CALBEE【対談】
「フルーツグラノーラを食べると幸せホルモンが上昇!? 研究でわかった「朝食と幸せ」の関係
（カルビー株式会社マーケティング本部オーツ麦チーム網干弓子×身体心理学者・桜美林大学教授山口創）
https://note.calbee.jp/n/n030f2c303fd2

髙瀬聡子

takase akiko

ウォブクリニック中目黒 総院長。皮膚科医・美容皮膚科医。日本美容皮膚科学会・日本皮膚科学会正会員。英国医学会(BSEM)会員。ルボア認定メディカルフィトテラピスト資格取得。東京慈恵会医科大学を卒業後、同大学付属病院で皮膚科勤務を経て、2007年、美容皮膚科クリニック「ウォブクリニック中目黒」を開院。ウォブ(WOVE)は「WOMEN'S BEAUTY&LOVE」からの造語。女性は肌を輝かせることで、心まで美しくなる、自分を愛せるようになる。その喜びを、一人でも多くの女性に体験していただきたい、という願いをこめて命名。シミ・肝斑治療をはじめ、育毛治療、ヒアルロン酸、ボトックス注射・メソセラピー・レーザー治療・ケミカルピーリングなど、メスを使わずに女性の美しさを引き出す、安全かつ効果的なアンチエイジング治療を提供する。著書に『いちばんわかるスキンケアの教科書〜健康な肌のための新常識〜』『ゆる美容事典「ほどほど」「ズボラ」で美肌を手に入れる』(講談社)、『気になるパーツのスキンケア 2週間速攻メソッド』(宝島社)、『女性医師が教えるスーパービタミンC 美肌術』(日経BP社)など多数。

お肌《はだ》は最強《さいきょう》の「バリア」です！
美容皮膚科医が伝える、〈病気〉と〈老化〉を防ぐ肌を育てる方法

2023年12月20日　初版

著者　高瀬聡子
発行者　株式会社晶文社
〒101-0051東京都千代田区神田神保町1-11
電話 03-3518-4940（代表）・4942（編集）
URL https://www.shobunsha.co.jp

印刷・製本　ベクトル印刷株式会社

ISBN978-4-7949-7401-3 Printed in Japan